自力でコレステロールと中性脂肪を下げる30の法則

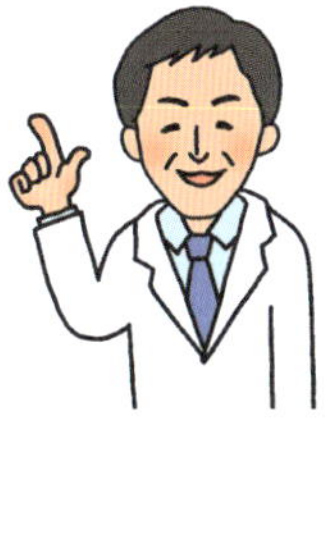

岡部クリニック院長
岡部 正

宝島社

はじめに

和食中心だった日本の食文化も、いまでは欧米化がどんどん進んでいます。そのおかげで日本人はじつにさまざまな食べ物を楽しめています。食文化の欧米化となると、健康状態に変化が現れるのが心配になりますが、日本は世界一の長寿国ということもあってか、健康には問題ないとだれもが信じて疑わないというのが実状でしょう。

しかし、欧米の食べ物は、私たちの血液中のコレステロールや中性脂肪を増やしてしまいがちです。その結果、気がついたときには動脈硬化などの生活習慣病にかかってしまう例も少なくありません。そうなってはもはや手遅れ。さらに恐ろしいことには、このような怖い病気にかかってしまうまで自覚症状がまったくないということです。

健康というのは、毎日の生活習慣が規則正しく整っていて初めて手に入るものです。おいしいと感じる食べ物のほとんどは脂肪が多い洋食ですが、これは肥満の原因であり、コレステロールや中性脂肪を上げてしまいます。そのため、この2つをうまくコントロールしていかなければなりません。しかし、ステーキやアイスクリームなどのおいしい食べ物の味を一度知ってしまったあとでは、食生活をはじめとした生活習慣を変えることは困難といえます。

本書は、このように自分の健康状態を気にしながらも、どうすればいいのかわからないという人のために、自分ひとりで生活習慣病を防ぐ手だてをわかりやすく解説しています。また、食べ物との付き合い方だけではなく、自宅でも簡単にできるエクササイズやレシピも紹介しています。

まずは自分の健康状態と向き合い、無理せず自分なりのやり方を身につけることから始めてください。そして毎日続けていきましょう。

さぁ、あなたも食事をはじめとした生活習慣を改善してみませんか?

自力でコレステロールと中性脂肪を下げる30の法則

CONTENTS

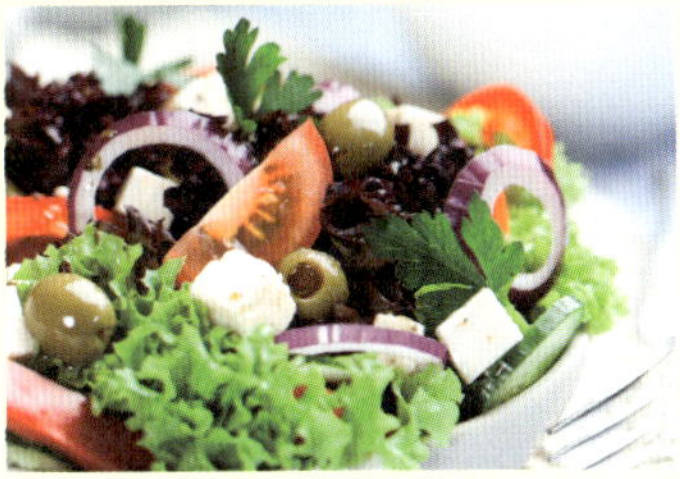

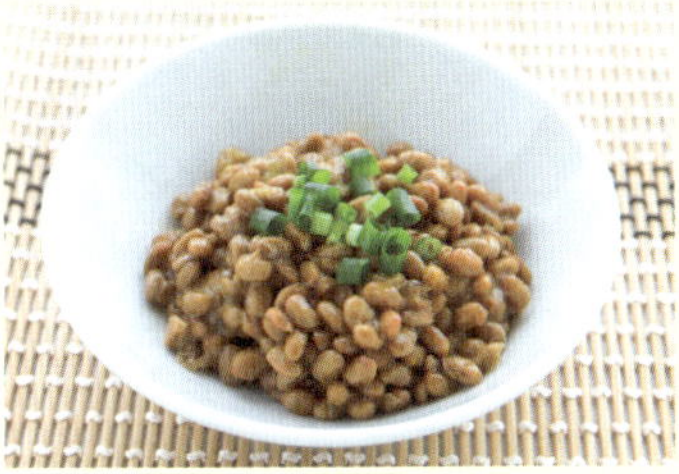

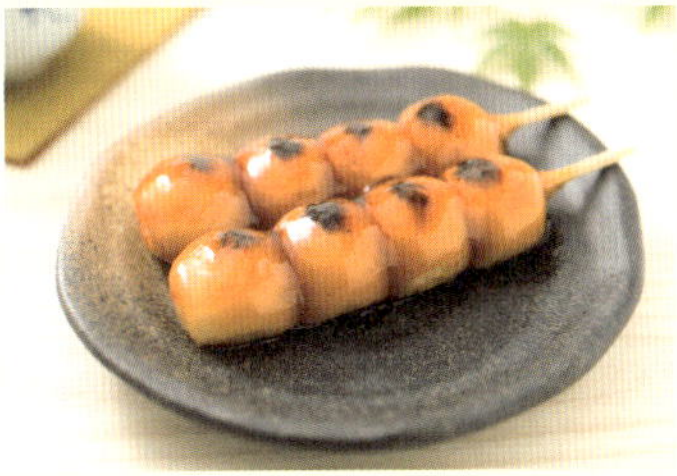

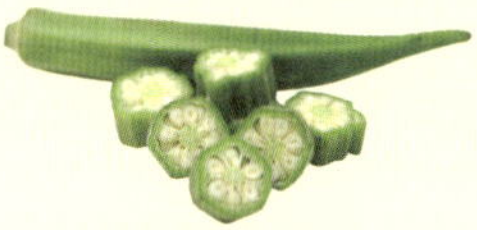

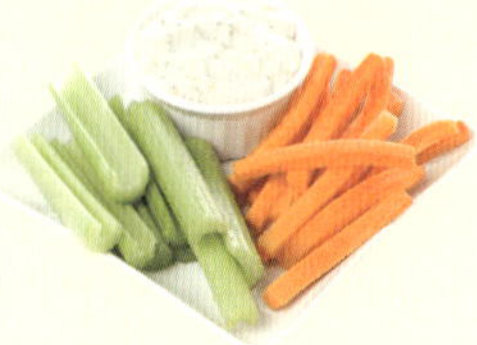

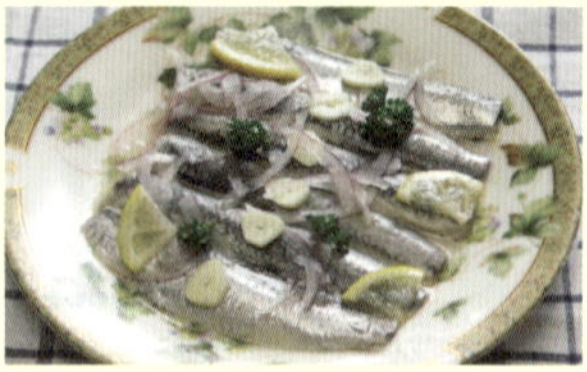

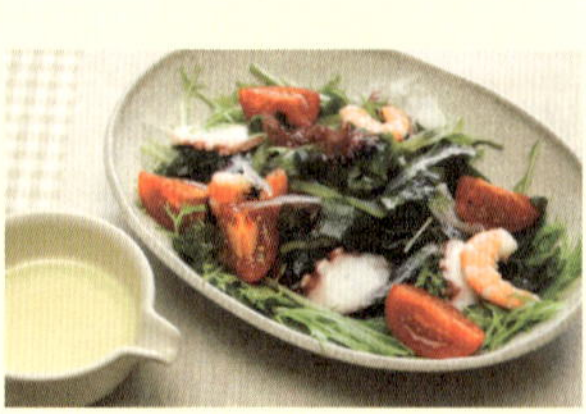

第3章 コレステロールと中性脂肪を下げる！「簡単エクササイズ」の法則

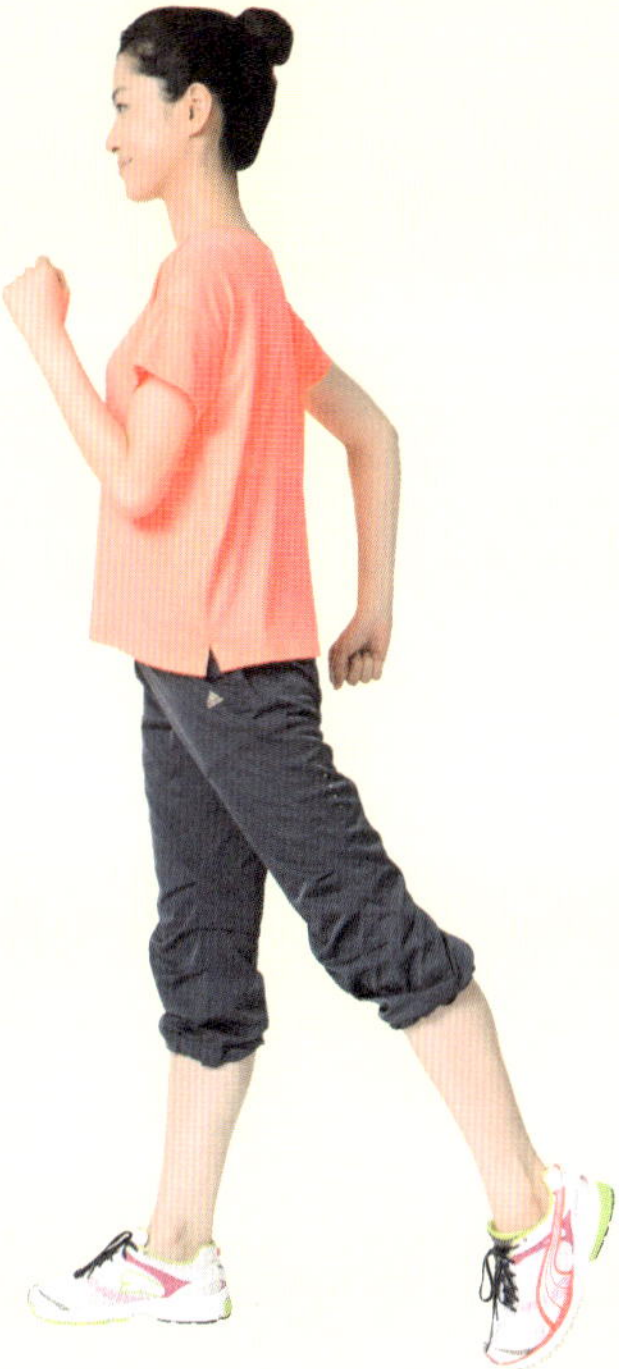

第4章 コレステロールと中性脂肪を下げる！「生活習慣」の法則

マンガで学ぶ

コレステロールと中性脂肪

コレステロールと中性脂肪――。よく聞くけれど、数値が高いとなぜ悪いのかきちんとわかりますか？ 不安な人も大丈夫！ 岡部先生がポイントを押さえて教えてくれます！

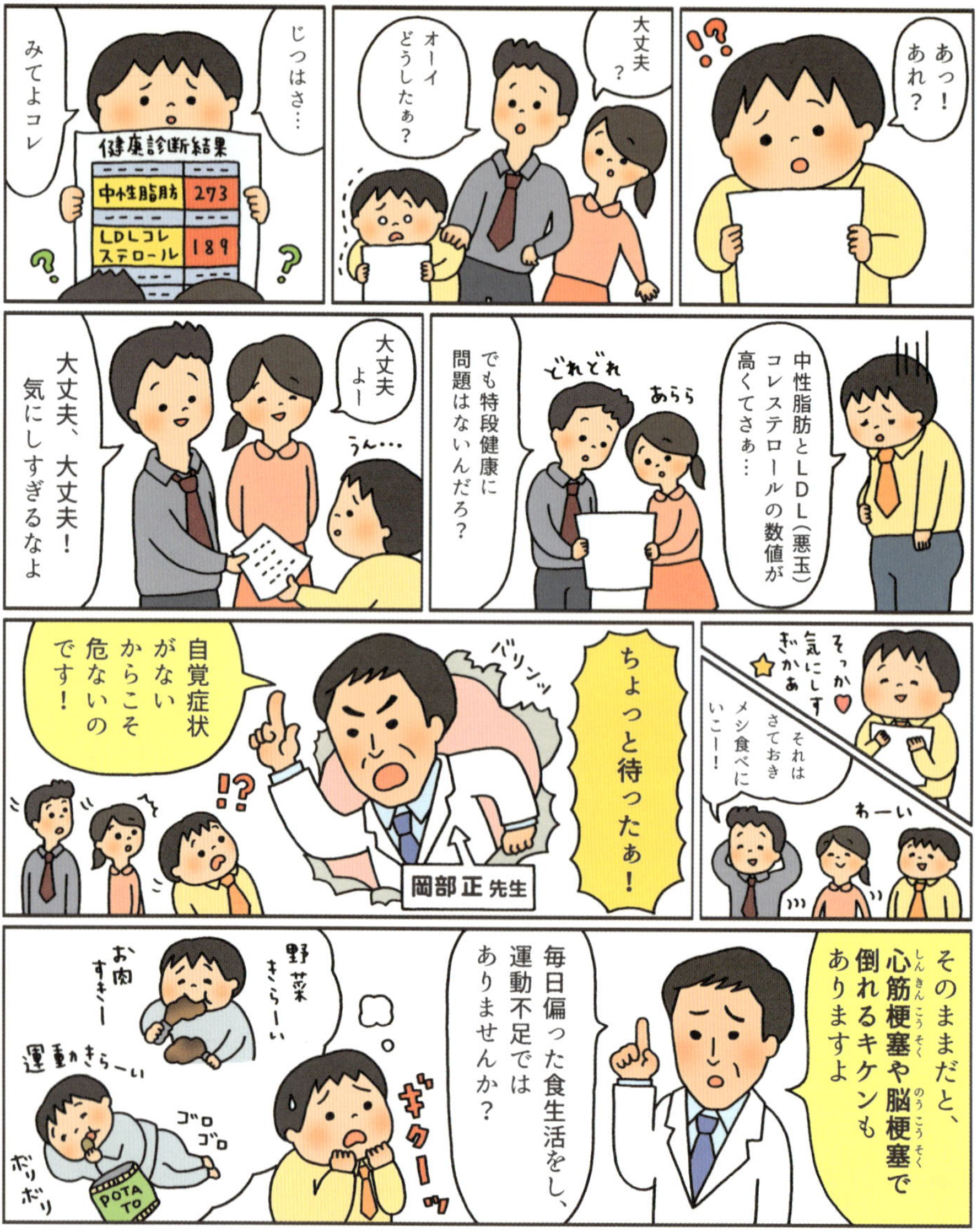

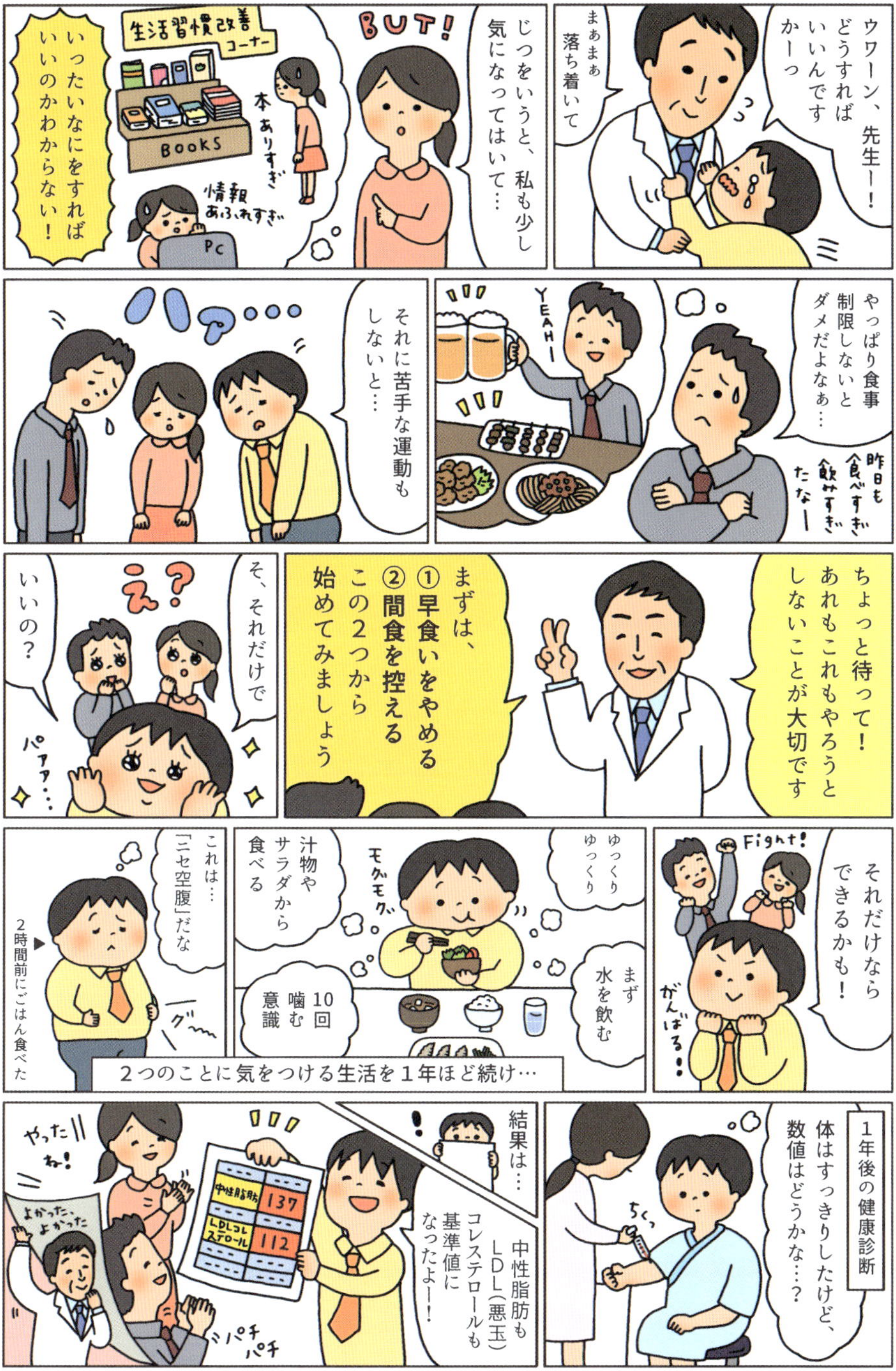
ウワーン、先生ー！どうすればいいんですかーっ
まぁまぁ落ち着いて
BUT!
じつをいうと、私も少し気になってはいて…
生活習慣改善コーナー
BOOKS
本ありすぎ
情報あふれすぎ
PC
いったいなにをすればいいのかわからない！
やっぱり食事制限しないとダメだよなぁ…
昨日も食べすぎ飲みすぎたなーー
YEAH!
それに苦手な運動もしないと…
ハァ…
ちょっと待って！あれもこれもやろうとしないことが大切です
まずは、①早食いをやめる ②間食を控える この2つから始めてみましょう
そ、それだけでいいの？
え？
パァァ…
それだけならできるかも！
Fight!
がんばる!!
ゆっくりゆっくり
まず水を飲む
汁物やサラダから食べる
モグモグ
10回噛む意識
これは…「ニセ空腹」だな
▶2時間前にごはん食べた
グ〜
2つのことに気をつける生活を1年ほど続け…
1年後の健康診断
体はすっきりしたけど、数値はどうかな…？
ちくっ
結果は…
中性脂肪もLDL（悪玉）コレステロールも基準値になったよー！
中性脂肪 137
LDLコレステロール 112
やったね！
よかった、よかった
パチパチ

コレステロールと中性脂肪を自力で下げるために

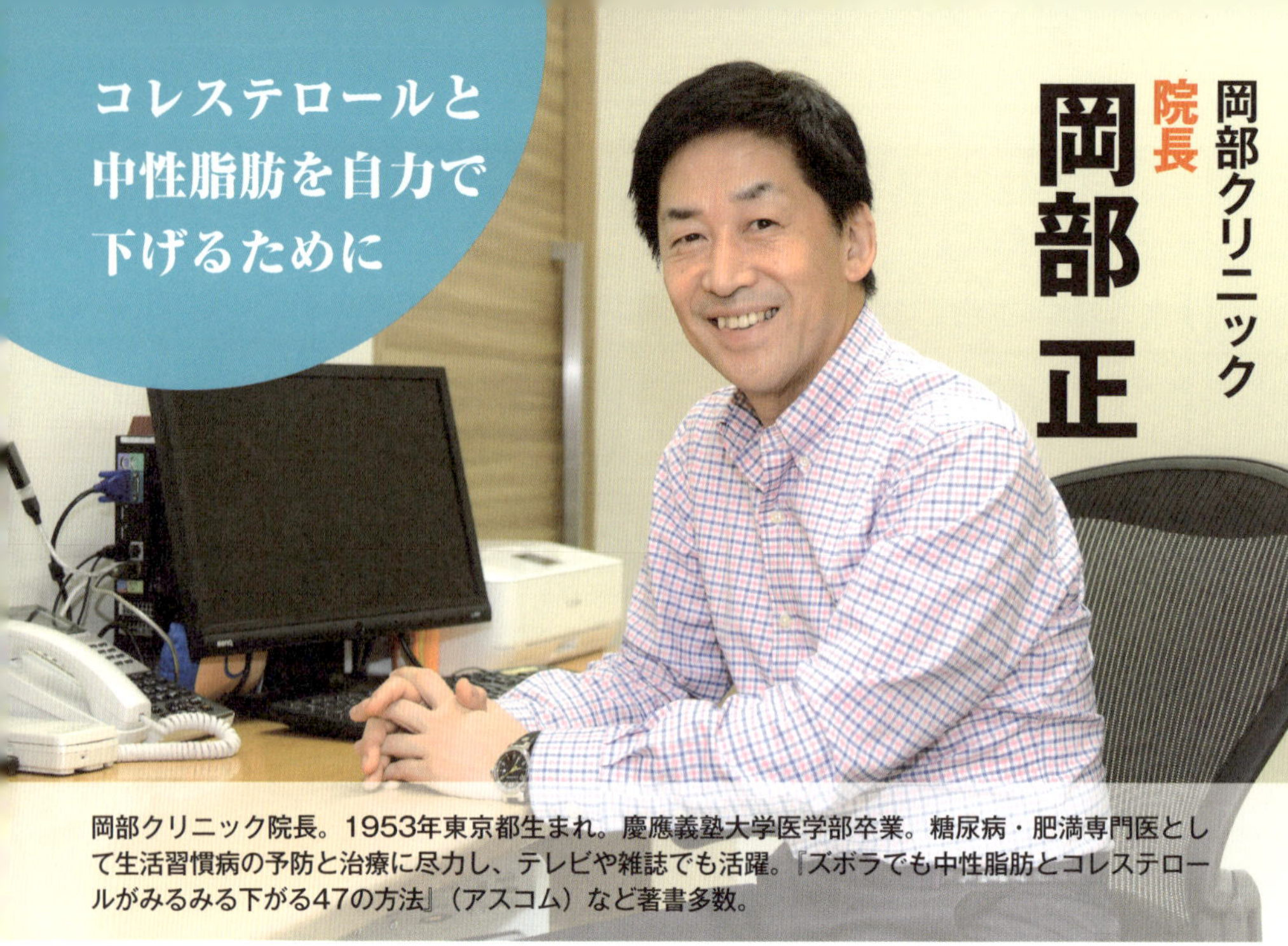

岡部クリニック
院長
岡部　正

岡部クリニック院長。1953年東京都生まれ。慶應義塾大学医学部卒業。糖尿病・肥満専門医として生活習慣病の予防と治療に尽力し、テレビや雑誌でも活躍。『ズボラでも中性脂肪とコレステロールがみるみる下がる47の方法』（アスコム）など著書多数。

コレステロールには引き続き注意が必要

２０１５年２月、アメリカ政府の「食生活ガイドライン諮問委員会」が「食事から摂取するコレステロールと血中コレステロールの間に明確な関連を示す証拠がない」という理由から、コレステロールの摂取量の上限を撤廃しました。しかし、これは「健康な人については、食事からのコレステロールの摂取と、体内の血液中のコレステロール量はそれほど関係ない」という話であって、「コレステロールは気にする必要がないから、なにを食べても大丈夫」ということではありません。

詳しくは第２章で紹介しますが、コレステロールを多く含む食品よりも、体内のコレステロールを上げやすくする「飽和脂肪酸」「トランス脂肪酸」に気をつけないといけません。また、コレステロール値が高い人のなかには、コレステロールを摂《と》りすぎると、コレステロール値が上がってしまう人もいます。それを理

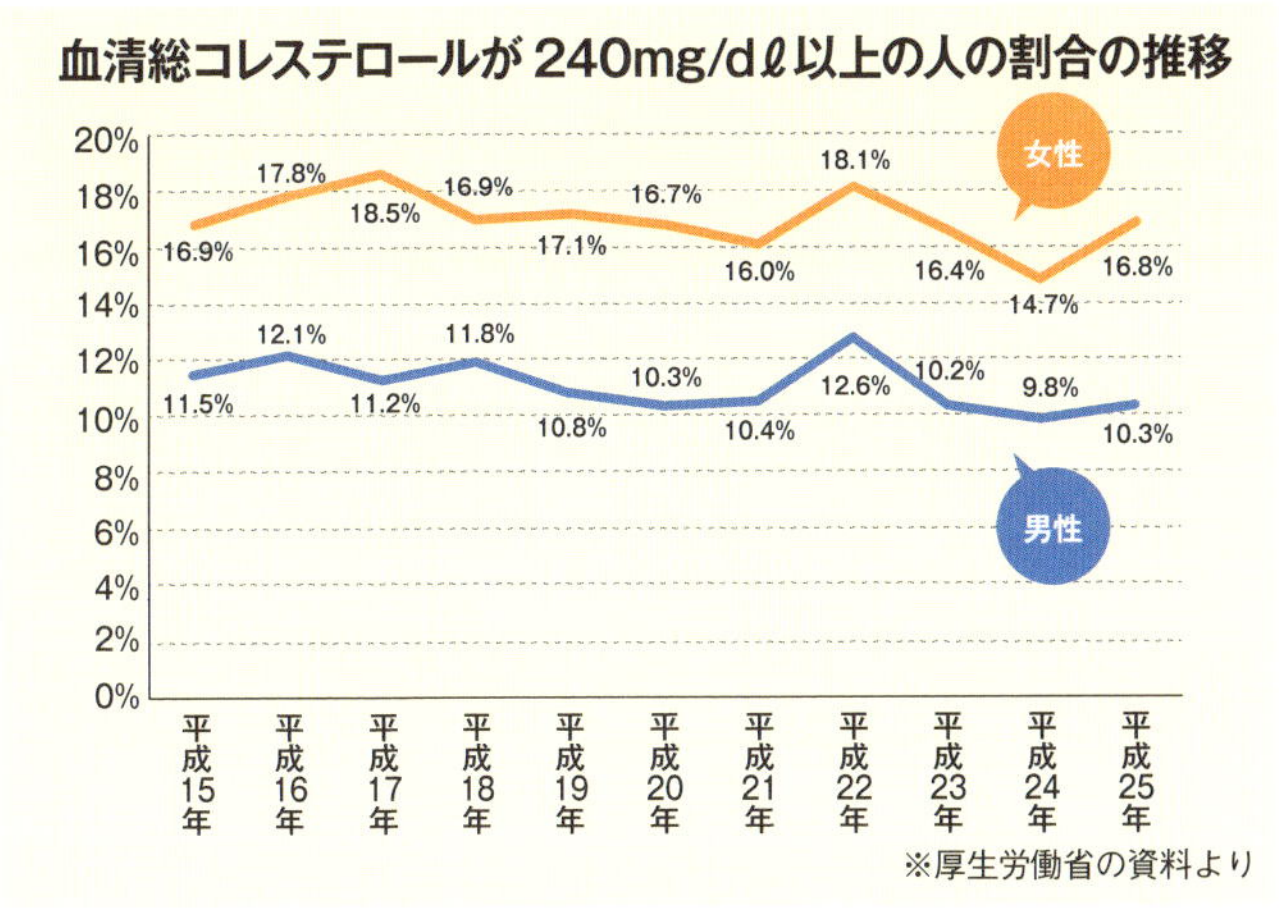
血清総コレステロールが240mg/dℓ以上の人の割合の推移
20%
18%
16%
14%
12%
10%
8%
6%
4%
2%
0%
女性
16.9%
17.8%
18.5%
16.9%
17.1%
16.7%
16.0%
18.1%
16.4%
14.7%
16.8%
男性
11.5%
12.1%
11.2%
11.8%
10.8%
10.3%
10.4%
12.6%
10.2%
9.8%
10.3%
平成15年
平成16年
平成17年
平成18年
平成19年
平成20年
平成21年
平成22年
平成23年
平成24年
平成25年
※厚生労働省の資料より

解しておかないと、コレステロール値は自覚症状がないうちに上がっていくので、知らぬ間にとり返しがつかない状態になってしまいます。またコレステロール値や中性脂肪値は、体重が重いから高いというわけではありません。やせている人でも、数値が高い人はたくさんいます。私のクリニックにもそういった体型の方がいらっしゃいますが、そもそもコレステロール値や中性脂肪値の異常は健康診断などでわかるものなので、なかには「仕方なく」来院される方もいます。

ダイエットの場合は、自分のお腹《なか》をみればどれだけ成果が出ているのかがひと目でわかります。ところがコレステロールや中性脂肪の場合は、どれだけ数値が改善されているのかを自力で判断できません。それゆえモチベーションが上がりにくく、そのうち「どこも痛くないし、太ってもいないんだから、放っておいてもいい」と自分にいい聞かせ、放置する人も出てきます。しかしこれはとても危険なことです。

なぜなら、コレステロール値や中性脂肪値が高い人は、さまざまな病気のリスクをはらんでいるからです。これらについては第1章で述べますが、脳梗塞や心筋梗塞、胆石症《たんせきしょう》、大動脈瘤《だいどうみゃくりゅう》、脂肪肝《しぼうかん》など、挙げればキリがないほどのリスクがあります。こうしたリスクを頭のなかに入れておけば、「コレステロール値や中性脂肪値の異常を放っておくのは危ない」と自覚し、食事をはじめとする生活習慣を改善したり、定期的に運動をしたりと、〝自力〟でコレステロールと中性脂肪を下げるモチベーションを維持できるはずです。

まずは自分に合いそうなものから始めていく

私は糖尿病をはじめとする生活習慣病の専門医として、これまで多くの患者さんをみてきましたが、自力でコレステロール値や中性脂肪値の異常を改善できるのは、「改善しなければいけない」という動機の強い人。数値の異常というのは真面目に対策にとり組んでいけば必ず改善します。

しかし、「そんなに食べていないんですけど……」「水を飲んでも太ります」「あの人よりは数値が悪くないから大丈夫」など、自分を納得させるような言い訳をしていると、いつまでたっても数値は改善されません。またなかには、「（数値が悪いのは）遺伝のせいです」という人もいます。たしかにコレステロールや中性脂肪を過剰に作りやすい人、作りにくい人はいますが、原因は遺伝子よりも生活習慣によるところが大きいので、最初からあきらめず生活環境を整えるようにしましょう。

コレステロール値や中性脂肪値の異常を改善するには、食事をはじめとする生活習慣の見直し、定期的な運動が必要ですが、なかにはストイックにやりすぎてしまう人もいます。一見よさそうにもみえますが、自分を追い込みすぎてストレスがたまり、かえって負荷を抱えるおそれもあります。「早く改善したい！」という強い思いがあるのはたいへんいいことですが、継続できなかったり、逆効果になっては元も子もないので、まずは悪い習慣をやめ、自分のやり方で続けるこ

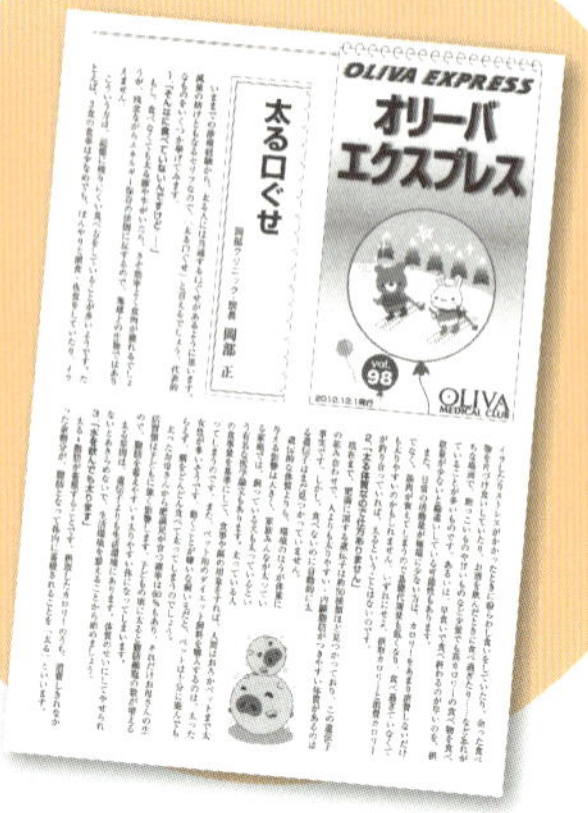

岡部クリニックでは、糖尿病や肥満に関する情報をまとめた『オリーバエクスプレス』を定期発行している。

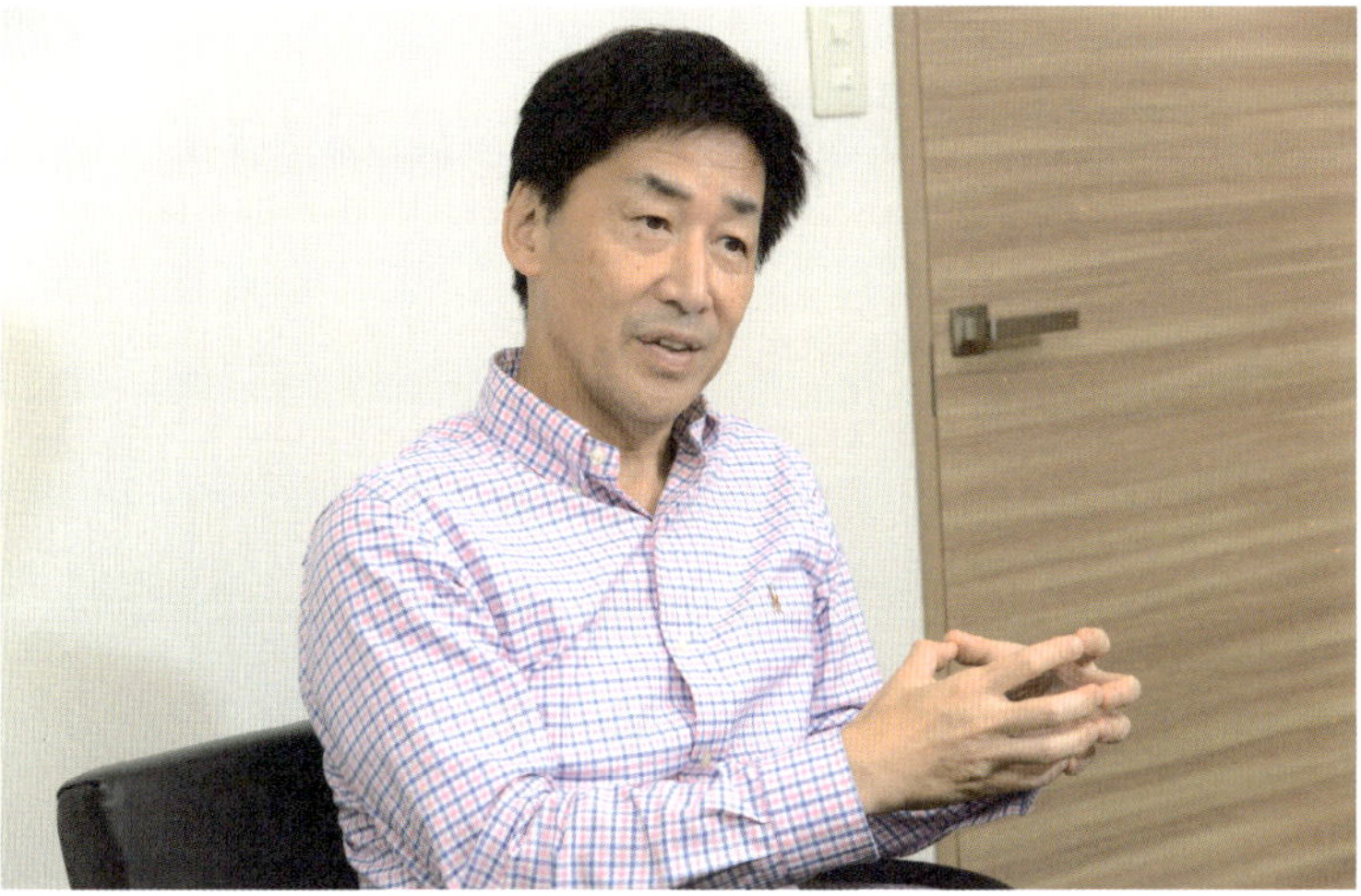

とを心がけることが大切です。

コレステロール値や中性脂肪値の改善は、一朝一夕でできるものではありません。長期的なプランを立て、無理せずできることを課すことが大切です。

そして「改善したいけど、なにから始めていいのかわからない」という方はまず本書を読み、自分に合いそうなものから始めましょう。イラストや写真などを交えてわかりやすく解説しているので、ストレスなく読めると思います。皆さんの健康維持に少しでも役立てていただければ幸いです。

真面目にとり組めば だれでも改善できます

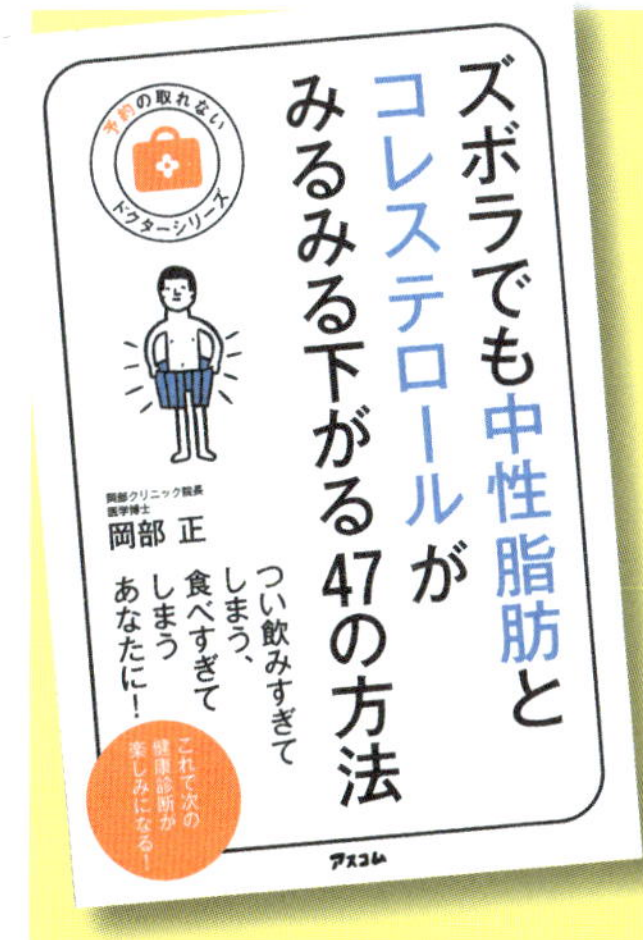

『ズボラでも中性脂肪とコレステロールがみるみる下がる47の方法』

岡部正氏の著書。「ズボラ」な人でも中性脂肪やコレステロールの数値が下がる47の方法を紹介。「まずなにから始めればいいのかわからない」「長続きしないかも」というような人でも気軽にとり組める内容になっている。

健康診断の結果表はココに注目！

毎年受けている健康診断。しかし、コレステロールや中性脂肪の数値はどこにどうやって記載されているのかわからない――などという人もいるかもしれません。各検査項目をもとに、注目すべきポイントと見方を解説します。

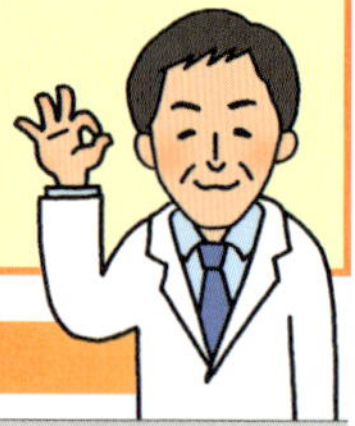

健康診断の検査項目

	検査項目	基準値	単位
身体測定	身長		cm
	体重		kg
	体格指数（BMI）	18.5～24.9	kg/㎡
	腹囲	男性：～84.9 女性：～89.9	cm
	心拍数	45～85	回
	視力	1.0～	
	聴力	1000Hz：～30 4000Hz：～30	dB
血圧	収縮期（最高）	～129	mmHg
	拡張期（最低）	～84	mmHg
痛風	尿酸	2.1～7.0	mg/dℓ
尿	尿たんぱく	–	
	尿糖	–	
	尿潜血	–	
糖代謝検査	血糖（空腹時）	～99	mg/dℓ
	HbA1c	～5.5	%
脂質代謝検査	総コレステロール	140～219	mg/dℓ
	LDLコレステロール	70～139	mg/dℓ
	HDLコレステロール	40～99	mg/dℓ
	中性脂肪	39～149	mg/dℓ
	L/H比	2未満	
血液検査	赤血球数	男性：400～539 女性：360～489	万個/μℓ
	白血球数	3.2～8.5	千個/μℓ
	血小板数	13.0～34.9	万個/μℓ

ココに注目！

総コレステロール
血液中に含まれるコレステロールの合計を示す。ここでの数値は動脈硬化の進行具合を確認するためのひとつの目安となる。

LDLコレステロール
動脈硬化を進行させる、いわゆる悪玉コレステロール。数値が140mg/dℓ以上の場合、生活習慣を改善する必要がある。

HDLコレステロール
動脈硬化を予防する、いわゆる善玉コレステロール。数値が40mg/dℓ未満の場合は動脈硬化を引き起こす可能性あり。

中性脂肪
多すぎると動脈硬化を招くおそれがある。空腹時で150mg/dℓ以上、食後でも220mg/dℓ以上なら生活習慣の改善が必要。

L/H比
LDLコレステロールとHDLコレステロールの比。2.0以上で動脈硬化が始まり、2.5以上で動脈硬化が進行する。理想は1.5以下。

第1章

コレステロールと中性脂肪を下げる！「基本」の法則

コレステロールや中性脂肪という言葉は聞いたことがあっても、具体的にどんな役割を持っているものなのかがわからないという人がほとんど。基本的な働きから、人体に及ぼす影響まで解説していきます。

法則 1

基礎知識

コレステロールと中性脂肪の基礎知識

●人間に必要なものだがバランスがいちばん大事

コレステロールや中性脂肪は人体にとって悪いものであると認識されがちです。しかし、人間に欠かすことのできないものでもあるのです。

コレステロールというのは「脂質」の一種で、細胞膜やホルモン、胆汁酸《たんじゅうさん》の原料となるもの。そのため、コレステロールが体内で不足すると、体調の維持が困難になります。しかし、逆に多すぎると体内で悪さを働くようになるのです。なお、「脂質」にはコレステロールのほかに中性脂肪、遊離《ゆうり》脂肪酸、リン脂質の３つがあります。脂質であるコレステロールは、そのままでは血液中に溶け込むことができません。そこで「アポたんぱく」という特殊なたんぱく質と合わさって「リポたんぱく」という粒子になり、全身の血液を循環しています。リポたんぱくは、脂質を血液中に運ぶ箱船の役割を果たし、おもにＨＤＬ（善玉）とＬＤＬ（悪玉）などが存在します。ＬＤＬ（悪玉）コレステロールは、食べすぎなどで多くなると血管壁にたまり、やがて動脈硬化の原因になる一方、ＨＤＬ（善玉）コレステロールは血管壁にたまった余分なＬＤＬ（悪玉）コレステロールを回収して肝臓に運んでくれるのです。

そして中性脂肪は体のエネルギー源となるもの。しかし、中性脂肪が上がりすぎるとＨＤＬ（善玉）コレステロールが下がってしまいます。その結果、動脈硬化が進行してしまうのです。

コレステロールも中性脂肪も、バランスが大事だといえます。

コレステロールと中性脂肪の働き

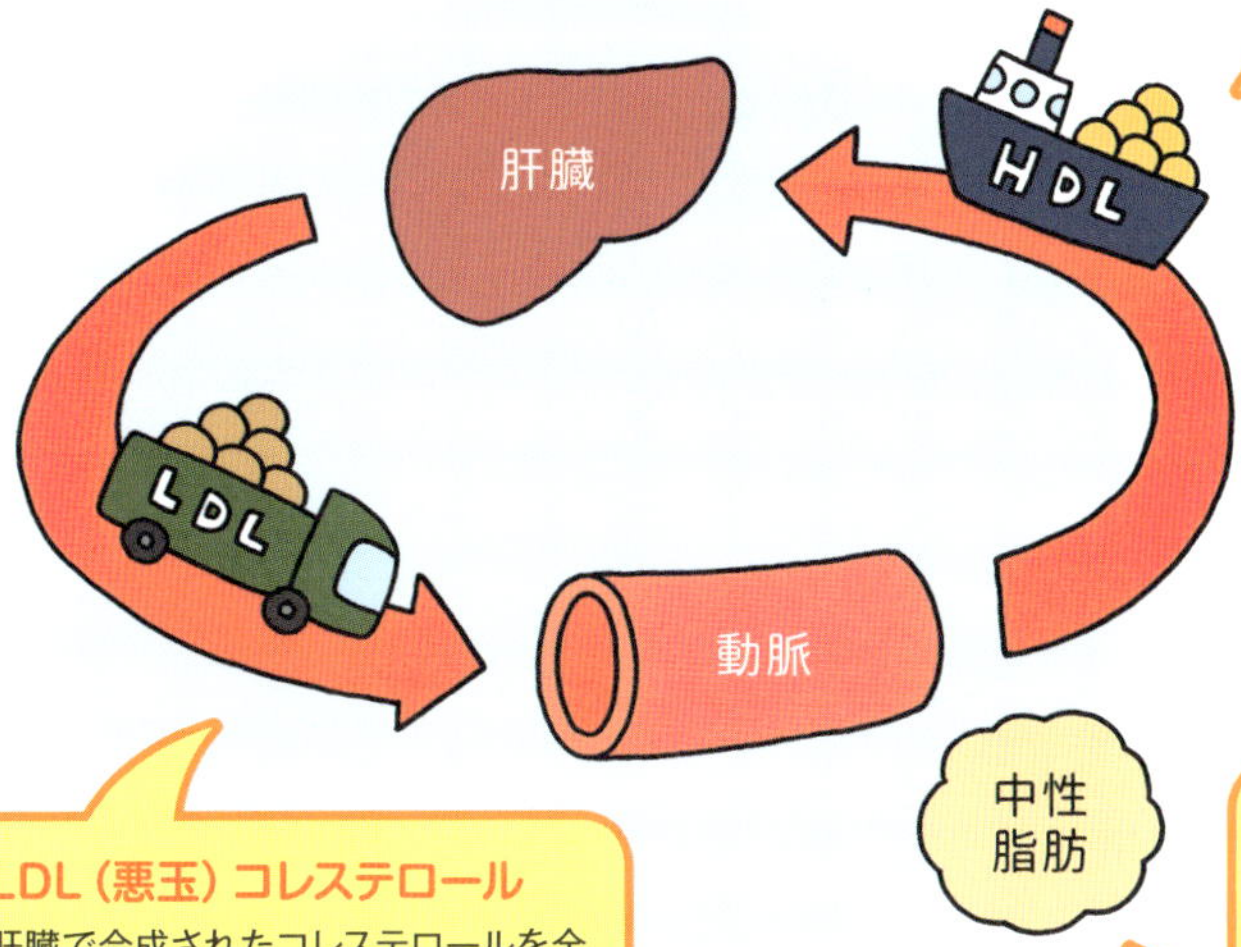

HDL（善玉）コレステロール
全身に運ばれるコレステロールには、血管壁にたまってしまうものがあり、動脈硬化の原因となる。これを防ぐために血管壁中の余分なコレステロールを回収する役割を持つ。

LDL（悪玉）コレステロール
肝臓で合成されたコレステロールを全身に運ぶ役割を持つ。これが血管壁にたまると動脈硬化の原因となる。

中性脂肪
体のエネルギー源となるもの。ただし、この中性脂肪が上がりすぎると動脈硬化になってしまう。

善玉コレステロールと悪玉コレステロールのバランスが崩れたり、中性脂肪が上がりすぎると怖い病気にかかってしまいます。

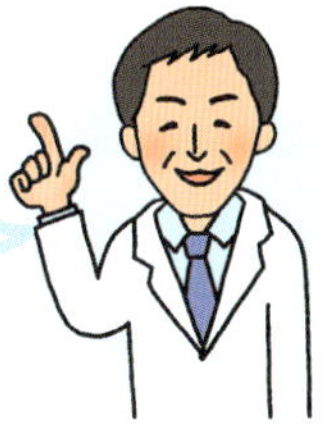

caution!

コレステロールはバランスが大事

コレステロールは悪いものと思われがちなため「コレステロール値は低い方がいい」と決めつけられます。しかし、もしコレステロールが不足してしまうと、体調を崩し続けてしまう可能性もあるのです。ちなみに、LDLコレステロールとHDLコレステロールのバランスはLDL値とHDL値の比率（L/H比）で調べることができます。比率が2.0以上の場合は、動脈硬化が始まる可能性が出てくるため、主治医に相談する必要があります。

$$\text{L/H比} = \frac{\text{LDL値}}{\text{HDL値}}$$

↓

値が
1.5以下：理想的
2.0以上：動脈硬化が始まる
2.5以上：動脈硬化が進行する

法則 2

基礎知識

「脂質異常症」はこんなに怖い！

●生活習慣の乱れが原因で動脈硬化につながる病気

血液中の中性脂肪とLDL（悪玉）コレステロールが必要以上に増えたり、HDL（善玉）コレステロールが少なかったりすると、医者から「脂質異常症」と診断されます。脂質異常症のおもな原因は生活習慣にあり、肉の脂身の食べすぎやアルコールの過剰な摂取、日ごろの運動不足などにより、発病のリスクが上がってしまいます。左ページに代表的なチェック項目を用意しましたので、自分がどのくらいあてはまっているのか確認してみましょう。

脂質異常症のいちばん怖いところは、どこかに痛みやかゆみなどを感じるわけではないため、自分がそのような状態になっているという自覚がまったくない点にあります。そのため、専門機関などの検査結果でLDL（悪玉）コレステロールや中性脂肪の値が高くても、「生活するうえで特に支障がないから大丈夫」などと気にしないでいる人がほとんど。しかし、そうしている間にも、あなたの体内では動脈硬化が進行しているケースがあるのです。そのまま放置していると、最悪の場合、脳卒中《のうそっちゅう》や心筋梗塞の引き金になってしまいます。

先に述べたように、脂質異常症は生活習慣の乱れが最大の原因です。基本的な治療はこれを改善していくことにあります。初めは、基本的に薬を使用しませんが、ある程度たっても改善が認められない場合には主治医と相談して、生活習慣の改善と並行して薬を服用します。

あなたの危険度チェックリスト

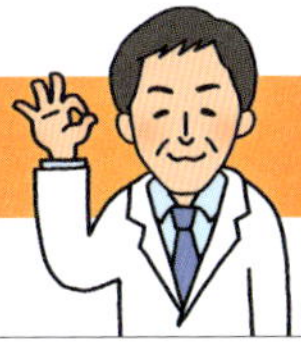

- □ 食事はお腹がいっぱいになるまで食べる
- □ 清涼飲料水をよく飲む
- □ お菓子やアイスクリームが好きでよく間食をする
- □ 肉の脂身やレバーなどが好き
- □ 毎晩の晩酌は欠かさず、酔っぱらうまで飲むことが多い
- □ 夕食の時間が不規則で深夜に食べることが多い
- □ あまり体を動かす習慣がない
- □ 体型が太り気味でお腹が出ている
- □ 野菜を食べる量が少ない
- □ ファストフードやレトルト食品をよく食べる

0個

いまのところは心配なさそうです。しかし、加齢などにより生活習慣が変わることもあるため油断はできません。いまの生活習慣を続けるように心がけましょう。

1～6個

現状でコレステロールや中性脂肪の値が高めであるか、今後高くなる可能性があります。食事の仕方を考えたり、軽めの運動をするなど、生活習慣を見直しましょう。

7～10個

おそらくコレステロールか中性脂肪の値が高いと思われます。医療機関で検査を受けるなどし、生活習慣を改善しましょう。規則正しい生活で値は下がります。

法則 3

基礎知識

数値の異常がもたらすリスクとは？

怖〜い動脈硬化のメカニズム

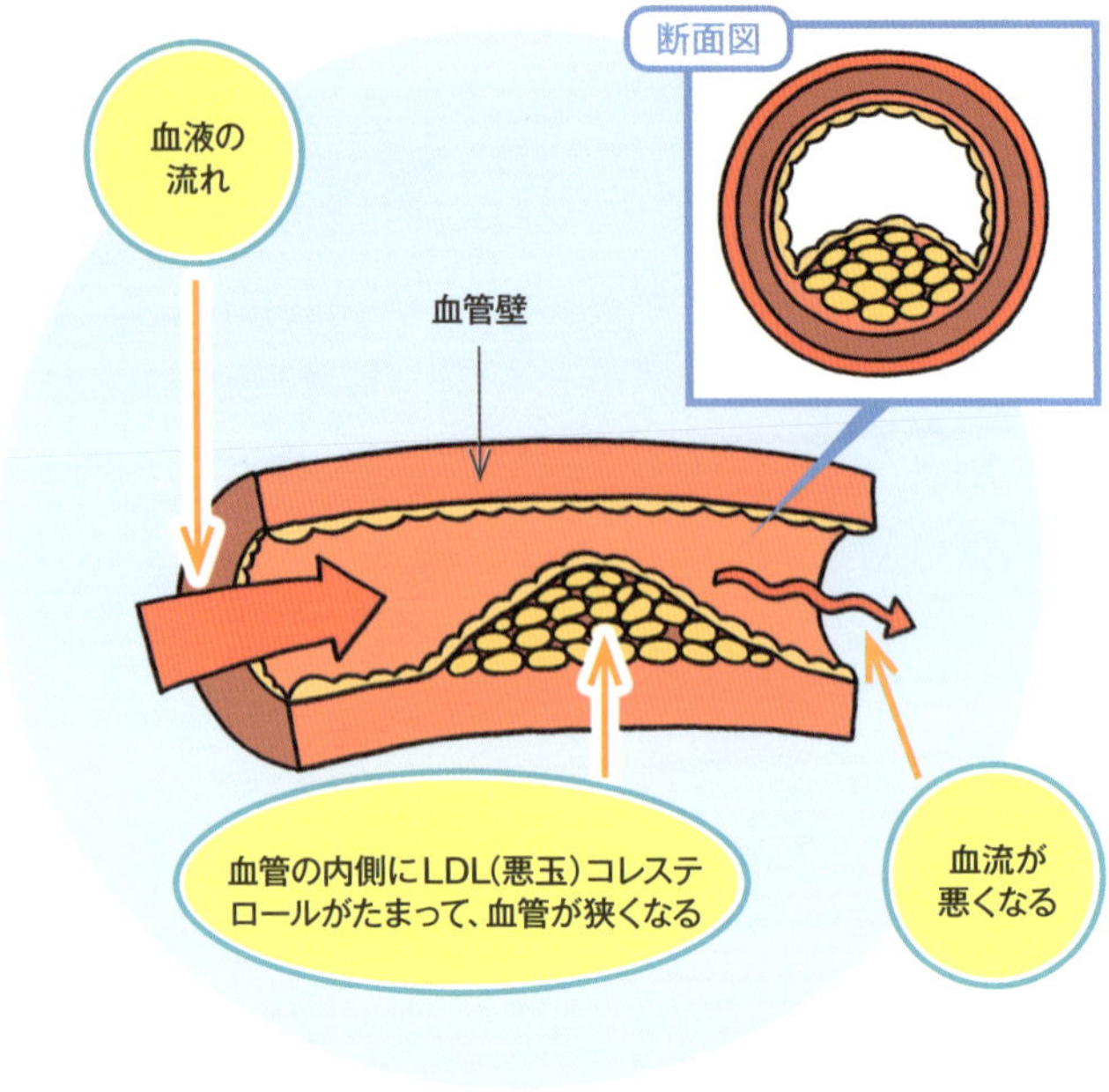

断面図
血液の流れ
血管壁
血管の内側にLDL（悪玉）コレステロールがたまって、血管が狭くなる
血流が悪くなる

●人々の命を奪ってしまう恐ろしい病気にもなる

コレステロールが上がる理由は、食事をすることで得られるコレステロール量が多くなるか、体内で作られる量が多いかのどちらか。ただし、血液中のコレステロールのうち、8割は肝臓で作られるため、まずは体内で増えすぎていると考えるのが普通です。増えすぎる要因には、肝臓でコレステロールを作りすぎたり、血液中のＬＤＬ（悪玉）コレステロールの処理が悪くなっていたりすることが考えられます。

動脈が硬く狭くなり、全身に循環する血液の流れが滞ってしまう状態を「動脈硬化」といいますが、これは体内でコレステロールと中性脂肪が必要以上に増え、血管壁中にＬＤＬ（悪玉）コレステロールがたまるこ

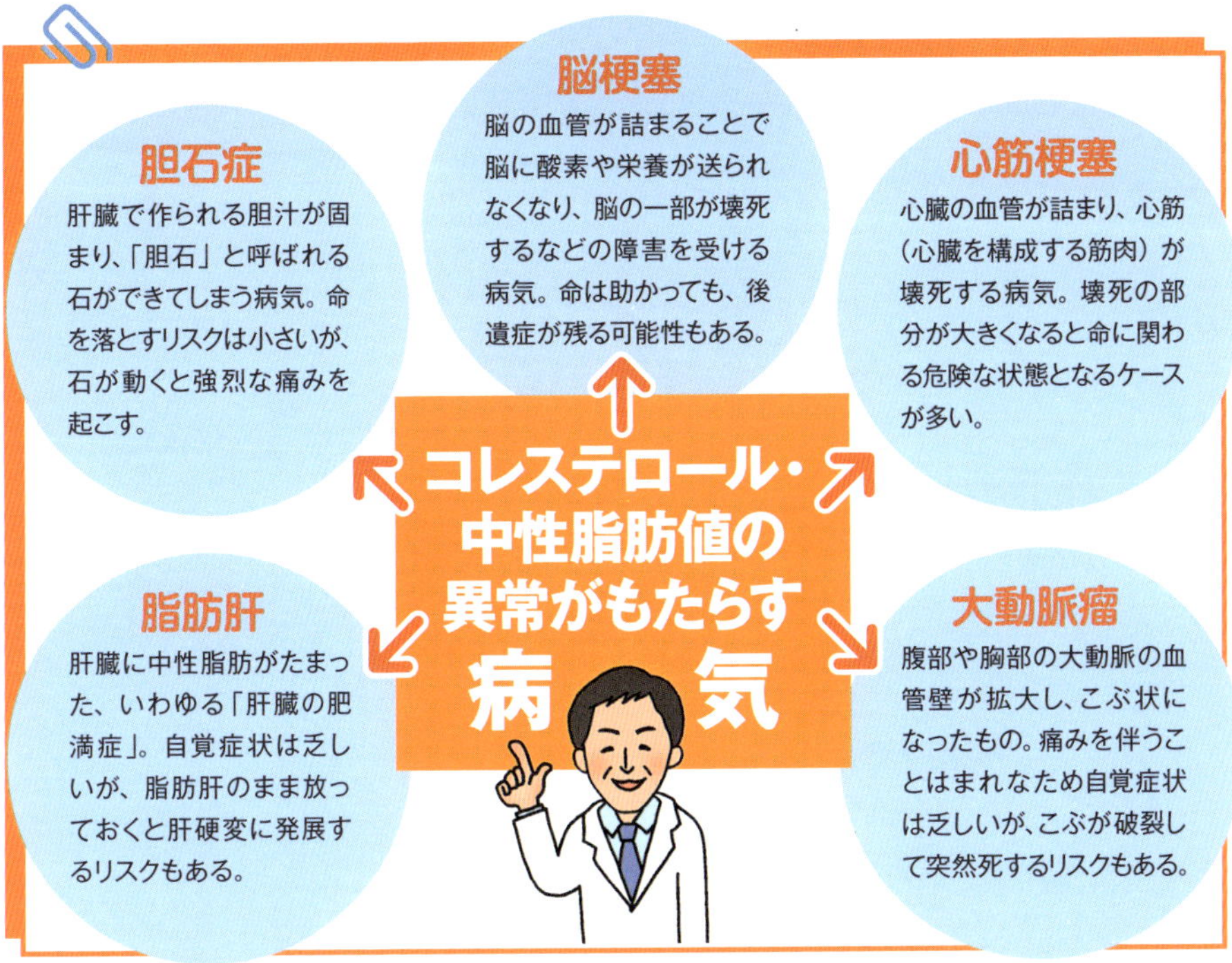
脳梗塞
脳の血管が詰まることで脳に酸素や栄養が送られなくなり、脳の一部が壊死するなどの障害を受ける病気。命は助かっても、後遺症が残る可能性もある。
胆石症
肝臓で作られる胆汁が固まり、「胆石」と呼ばれる石ができてしまう病気。命を落とすリスクは小さいが、石が動くと強烈な痛みを起こす。
心筋梗塞
心臓の血管が詰まり、心筋（心臓を構成する筋肉）が壊死する病気。壊死の部分が大きくなると命に関わる危険な状態となるケースが多い。
コレステロール・中性脂肪値の異常がもたらす病気
脂肪肝
肝臓に中性脂肪がたまった、いわゆる「肝臓の肥満症」。自覚症状は乏しいが、脂肪肝のまま放っておくと肝硬変に発展するリスクもある。
大動脈瘤
腹部や胸部の大動脈の血管壁が拡大し、こぶ状になったもの。痛みを伴うことはまれなため自覚症状は乏しいが、こぶが破裂して突然死するリスクもある。

とで起こります。そして動脈硬化が進行すると、もはやとり返しのつかない状況になりかねません。例えば、心臓に栄養を与える血管（冠動脈《かんどうみゃく》）が詰まって心筋が壊死《えし》する心筋梗塞を引き起こすリスクも考えられます。また、脳への影響も計り知れません。血管が詰まることで脳内に酸素や栄養が送られなくなり、脳の一部が機能しなくなったり、たとえ助かっても後遺症が残ったりする場合もあります。

コレステロール値や中性脂肪値の異常がもたらす病気はこのほかにもあり、脂肪の消化や吸収を促進する胆汁が固まって石になる胆石症や、肝臓に中性脂肪がたまる脂肪肝、大動脈の血管壁がふくらんでこぶ状になる大動脈瘤などといった命に関わる病気にかかる可能性もあります。そしてこれらの病気は、初期のうちは自覚症状がほとんどないのです。

コレステロールと中性脂肪は、人間が生きていくうえで必要不可欠。しかし、ひとつ付き合い方を間違えれば私たちの命を奪う「サイレント・キラー」にもなり得るものなのです。

法則 4

基礎知識

真の悪玉、酸化LDLコレステロールとは？

酸化LDLコレステロールとは？

悪玉のLDLコレステロールが劣化した状態のことで、動脈硬化を招く極悪人！

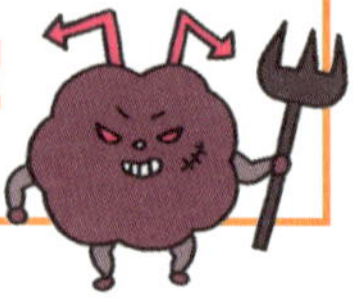

最近の研究では、LDL（悪玉）コレステロール値が低くても、酸化LDLコレステロール値の高い人がいることがわかってきた。

●命に関わるほどの危険性がある

「酸化ＬＤＬコレステロール」とは、ＬＤＬ（悪玉）コレステロールが酸化（劣化）した状態のことです。血液中のＬＤＬ（悪玉）コレステロールが多いと、これが血管の壁に入っていきます。ただし、このままではなにも悪さはしません。これが体内の活性酸素により酸化させられると（酸化ＬＤＬコレステロール）、動脈硬化を招く「真の悪玉」となるのです。

　体内では、この酸化ＬＤＬコレステロールを異物とみなし、白血球の一種であるマクロファージがやってきて食べてくれます。これは、外敵を処理してくれる免疫反応です。しかし、マクロファージが酸化ＬＤＬコレステロールを食べ続けるとぶくぶく太って動けな

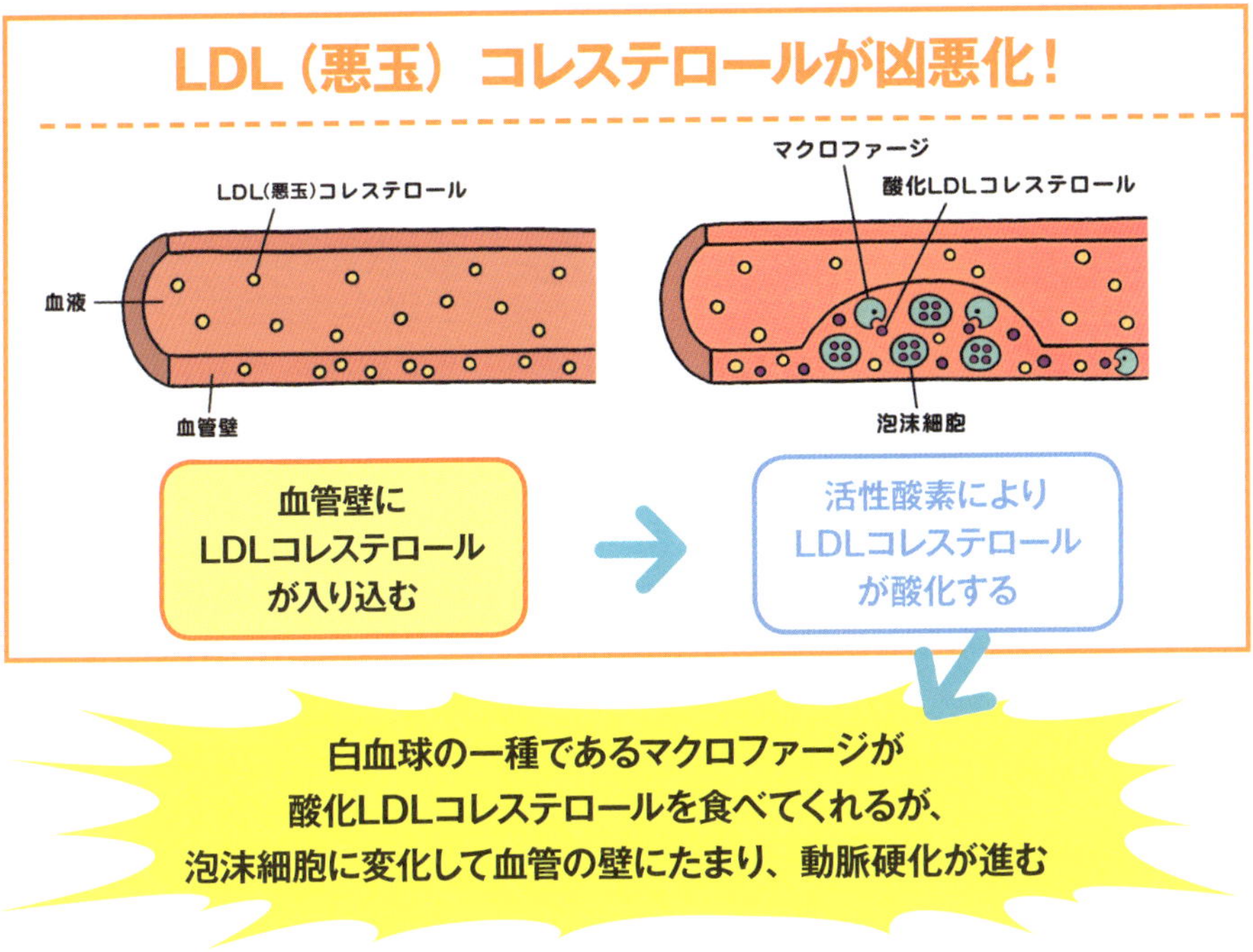
LDL（悪玉）コレステロールが凶悪化！
LDL(悪玉)コレステロール
血液
血管壁
マクロファージ
酸化LDLコレステロール
泡沫細胞
血管壁に LDLコレステロール が入り込む
活性酸素により LDLコレステロール が酸化する
白血球の一種であるマクロファージが
酸化LDLコレステロールを食べてくれるが、
泡沫細胞に変化して血管の壁にたまり、動脈硬化が進む

くなってしまいます。そして油の詰まった泡沫《ほうまつ》細胞となり、この泡沫細胞が血管の壁に蓄積すると、血管にこぶ（プラーク）ができます。これが大きくなっていけばいくほど、血管内部は狭くなり、サラサラ流れていた血液の流れはやがて滞ってしまうのです。

血液中のＬＤＬ（悪玉）コレステロール値が低くても、酸化ＬＤＬコレステロールの値が高い人もいるので要注意。特に、喫煙者や糖尿病の人にその傾向があります。タバコに含まれる有害物質には、酸化ストレスを増やし、ＬＤＬ（悪玉）コレステロールを酸化させる働きがあるのです。また、糖尿病で血糖値が高くなると、いろいろなところに糖がつく「糖化現象」により糖がＬＤＬ（悪玉）コレステロールに付着し、非常に酸化しやすくなってしまいます。

こうしたリスクを減らすために、まずは普段からＬＤＬ（悪玉）コレステロール値を低く保つようにすることが重要です。さらに、ＬＤＬ（悪玉）コレステロールが酸化しないようタバコをやめたり、抗酸化作用のある食品をとったりすることも大切でしょう。

Column 1

メタボ健診は過信しない

体型と健康状態には密接な関係があります。特に本書をお読みの方ならば、生活習慣病の前段階ともいえる「メタボリックシンドローム」という言葉にも敏感なのではないでしょうか。

もちろん自分の体型が太り気味だと感じている人は、ウエイトコントロールを行い、改善する必要があります。ところが、注意すべきなのはなにも太っている人だけではありません。むしろ標準体型の人ほど気をつけるべきといっても過言ではないでしょう。

その理由は「メタボ健診」の検査内容にあります。「腹囲」＝ウエストが重要な指標のひとつとなっているため、「自分はまだ大丈夫だ」などという「勘違い」が生じかねないのです。単純な話ですが、同じウエストでも身長の高い・低いによってその捉《とら》え方は大きく変わってきます。つまり、男性85センチ以上、女性90センチ以上という基準はあまりに乱暴な数字なのです。

キーワードは「内臓脂肪」。やせ型や標準体型の人が注意すべき理由はここにあります。男性ならば20歳ごろ、女性では18歳ごろに体の骨格や筋肉の成長が終わるため、その後増えた体重のほとんどは脂肪です。なかでも内臓脂肪が増えることによる健康へのリスクには注意すべきといえるでしょう。

一般的に男性は内臓脂肪、女性は皮下脂肪がつきやすいといわれますが、女性も閉経後は内臓脂肪がつきやすくなります。じつは内臓脂肪が増えると、健康状態を保つために大切なホルモンである「アディポネクチン」という物質が減少してしまうのです。

アディポネクチンは糖尿病や動脈硬化、ある種のがんなどさまざまな病気を予防してくれる大切なホルモン。しかし、内臓脂肪が増えるとその量が減ってしまうのです。「自分のお腹回りは正常の範囲内だ」などと、診断結果を過信してはいけません。ウエストのサイズが身長の半分以上であればアディポネクチンが平均以下に減っている可能性があります。

若いころから体重が5キロ増えたら要注意。10キロ以上増えたら確実に内臓脂肪が増加しています。

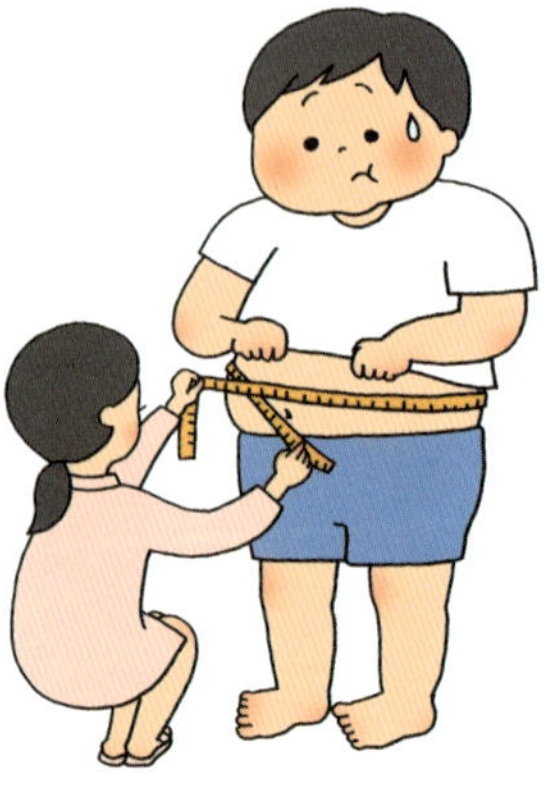

第2章

コレステロールと中性脂肪を下げる！「食べ物・食べ方」の法則

ひと言でコレステロールといっても実際にどのような食べ物がコレステロールを上げたり下げたりするのでしょうか？ ここからはその説明や食事のとり方、レシピなどを紹介していきます。

CHECK!

食べ方

コレステロール・中性脂肪を下げるのはどっち？

●正しい知識を身につけ実践していくことが大事

中性脂肪やＬＤＬ（悪玉）コレステロールが多い人は、ほとんどの場合、食生活に問題があります。まずは左ページのチェックシートで自分の食べ方を見直し、食生活をどう立て直すべきかを確認しましょう。

まずやるべきことは「悪い食習慣をキッパリと断つこと」です。よい習慣をとり入れたからといっても、悪い習慣を続けていれば前進しません。まずは「悪い食習慣」を見直し、それに代わってよい習慣をとり入れるのです。

コレステロールと中性脂肪が上がる最大の原因は、食べすぎにあります。食事のときはまずはゆっくり食べることから始め、満腹まで食べずに「腹八分」で抑える癖をつけるようにしましょう。ついついとってしまいがちな間食は、コレステロールや中性脂肪を上げる食品も多いので注意が必要です。

また年齢とともに基礎代謝量（生命を維持するために最低限必要なエネルギー）は低下の一途をたどっていくもの。年齢を重ねても若いころと同じ量を食べている人は、食事量を見直すべきです。

その一方で、食事量が減ることで、たんぱく質など必要な栄養素の摂取量が減ってしまう人もいます。特にお年寄りの場合ですと、「ご飯とお味噌汁で十分」という人も多く見受けられます。しかし筋肉の材料となるたんぱく質が不足すると、筋肉量が減り、体力が低下します。必要な栄養素はとり、不必要なものは避けてください。

あなたの食べ方を振り返ってみよう！

普段の食事の仕方から、AとBのどちらにあてはまるのかチェックしてみましょう。

A	A/Bを書き込もう！	B
あまり噛まずに食べる	□	よく噛んで食べる
立ち食いの店によく行く	□	外食は落ち着いて食べられる店に行く
空腹は最高の調味料だと思う	□	食べる前に水などを飲む
朝食を抜いて昼食はがっつり食べる	□	朝昼夜の食事量はトータルで考える
テレビやスマホをみながら食べる	□	食事の時間は食事に集中して楽しむ
食べ残しはマナー違反だと思う	□	お腹いっぱいなら食事を残す
だれよりも真っ先に食べ終わる	□	周りの人と同じくらいに食べ終わる
食事をするときは温め直して食べることが多い	□	調理したものはなるべくすぐ食べきる
間食は絶対NGだと思う	□	場合によっては間食もありだと思う
果物はヘルシーだからOK！	□	甘いものは低糖スイーツを食べる

Aの数が0～3個

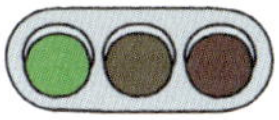

きちんと意識した食事を心がけているので維持しましょう。

Aの数が4～7個

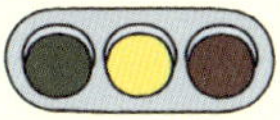

いくつか間違った習慣をやめれば改善できるでしょう。

Aの数が8～10個

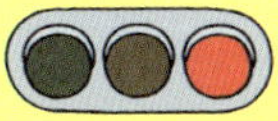

このままでは危険！ まずは正しい知識を身につけましょう。

食べ方

法則5

食べるときは10回噛む

●ゆっくりと食べる工夫をとり入れる

「コレステロールや中性脂肪を下げたいけど、なにから始めればいいのかわからない」という人は、とりあえず咀嚼《そしゃく》の回数を増やすことから始めましょう。こうすることで食べすぎのもとになる「早食い」を防ぐことができます。

脳の食欲中枢に「満腹になった」という信号が届くのは、食事開始から20分ほどたってからとされています。そのため早く食べすぎると、「満腹です」というサインが届くまでに必要以上の量を食べることになってしまうのです。それを防ぐためにも、よく噛んで「ゆっくり」「少しずつ」食べてください。

目安はひと口10回噛むようにすること。これ以上噛むと数えるのも大変なうえ、顎《あご》を痛める場合もあるので、10回で十分。また食事も、骨のある魚など、咀嚼が必要な食材を選ぶとよいでしょう。

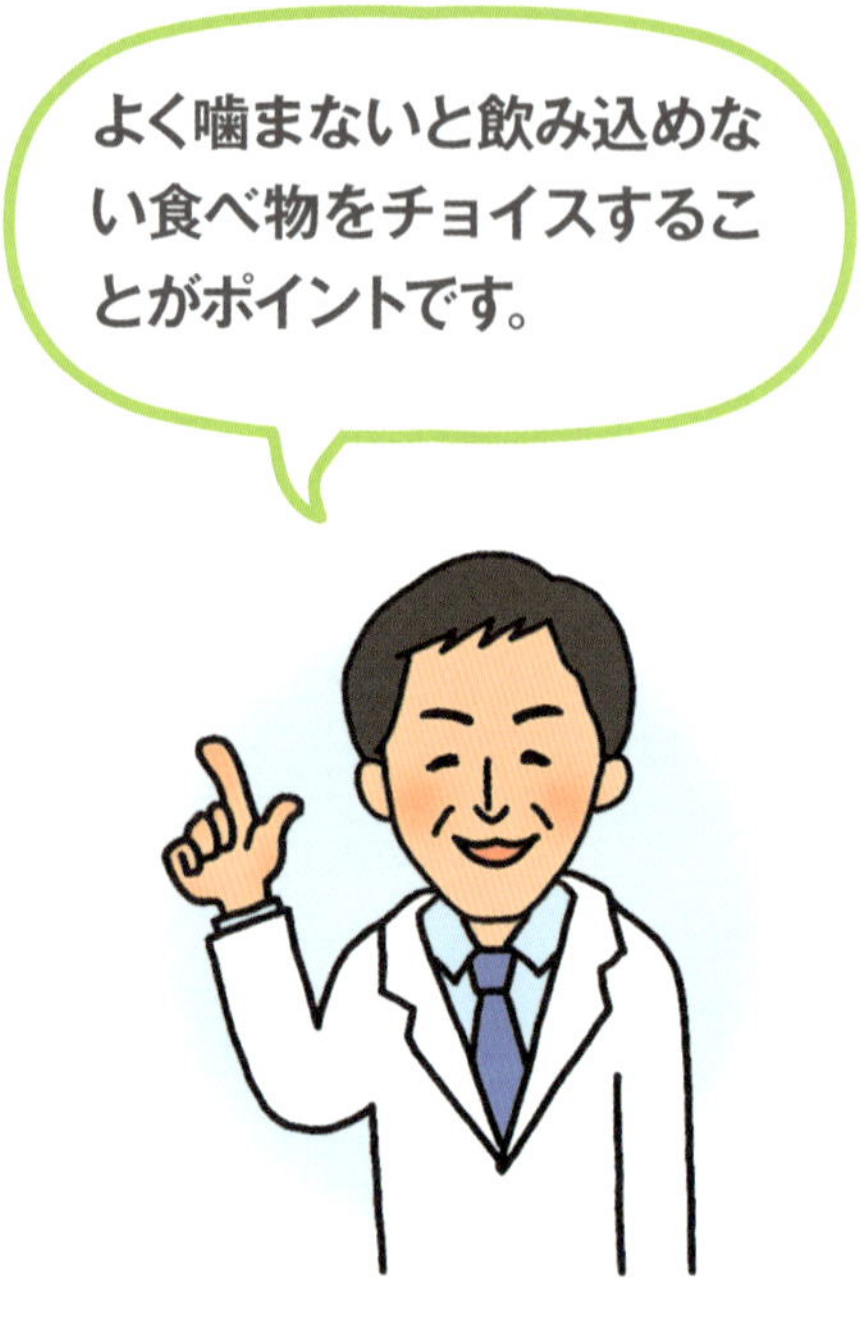
よく噛まないと飲み込めない食べ物をチョイスすることがポイントです。

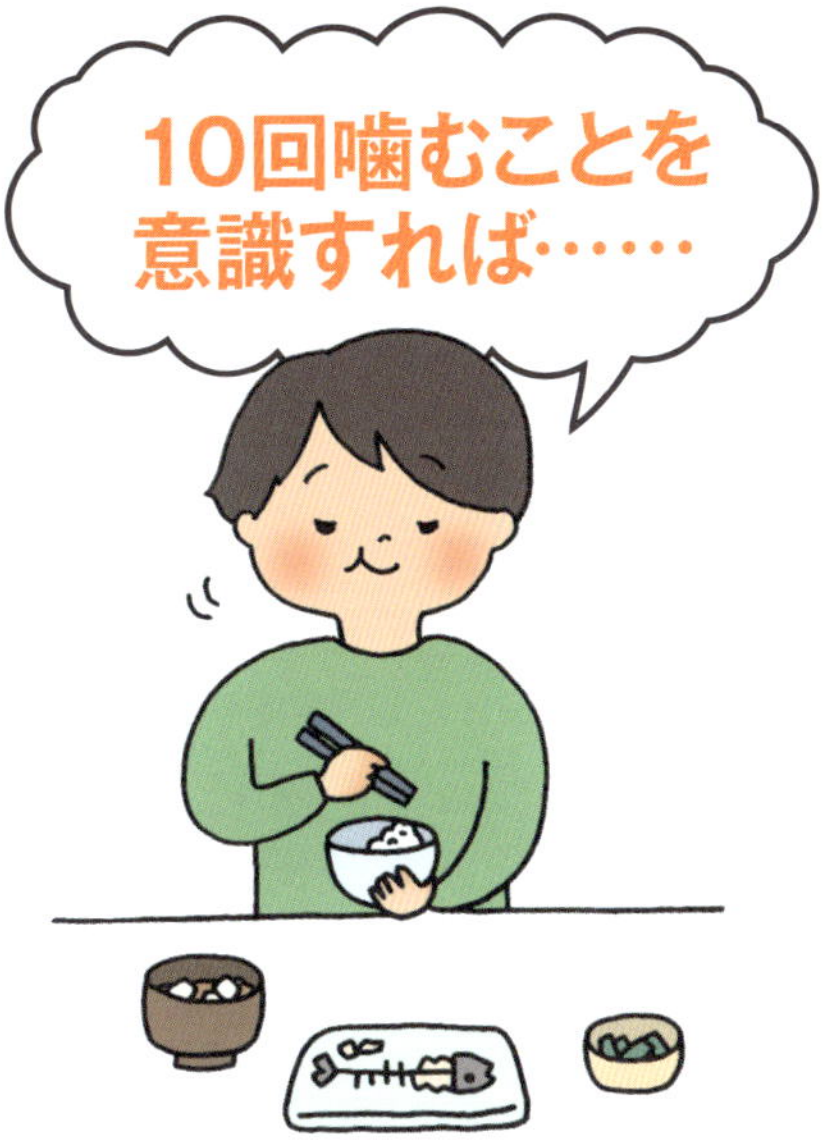
10回噛むことを
意識すれば……

食事に時間がかかるので、満腹を感じ、
早食いや食べすぎを防ぐ。

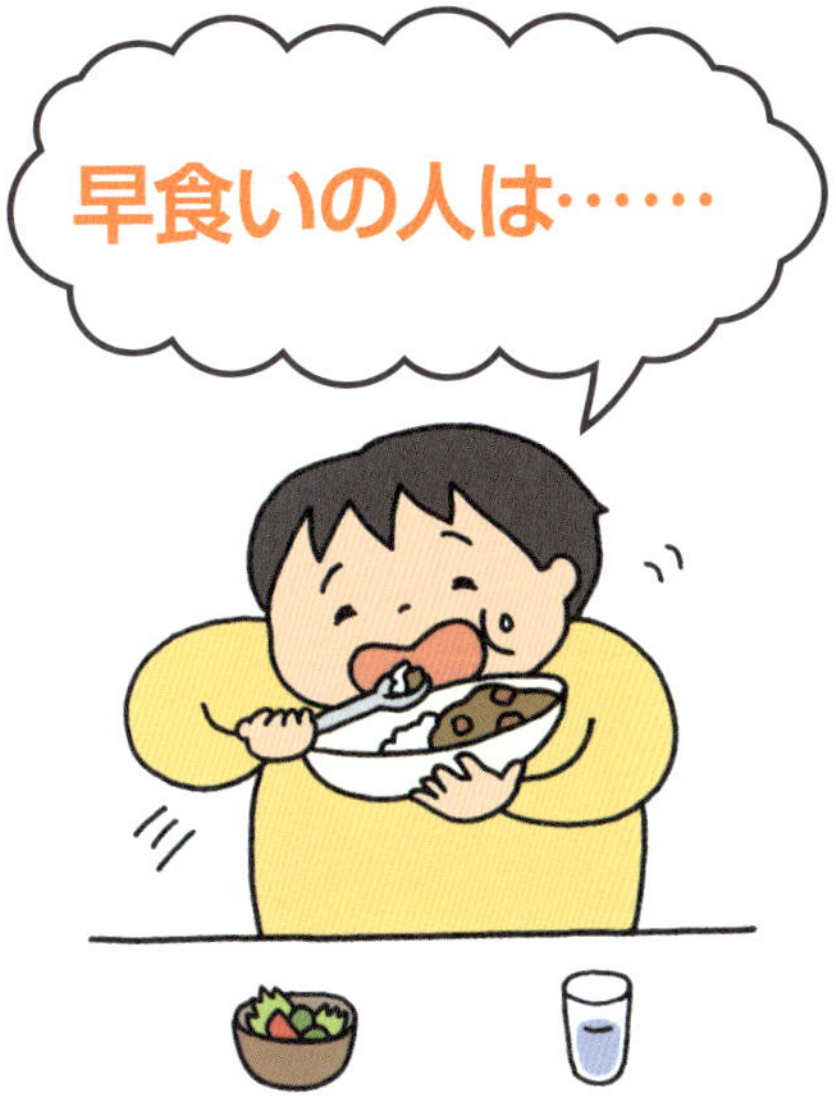
早食いの人は……

満腹以上に過食して太る原因になるため、
サイドメニューを1品以上は
注文するようにしよう。

少しの意識で健康になれる！

メニュー選びもひと工夫しよう！

● 焼き魚 ●

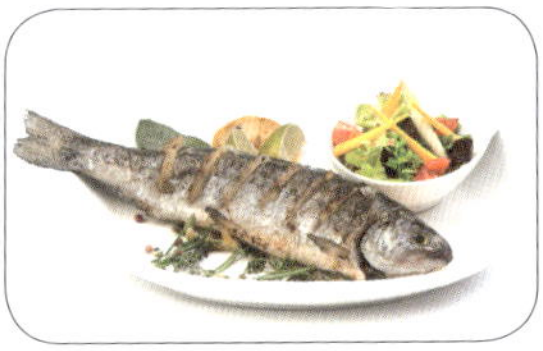

● 骨つきステーキ ●

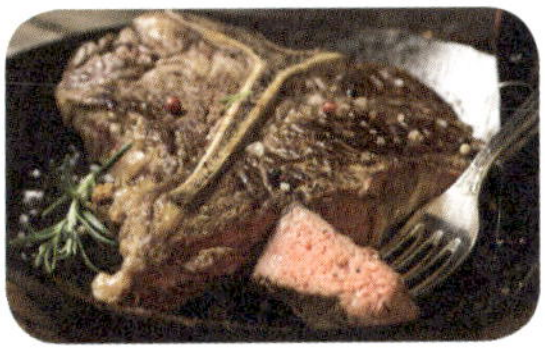

● 野菜スープ ●

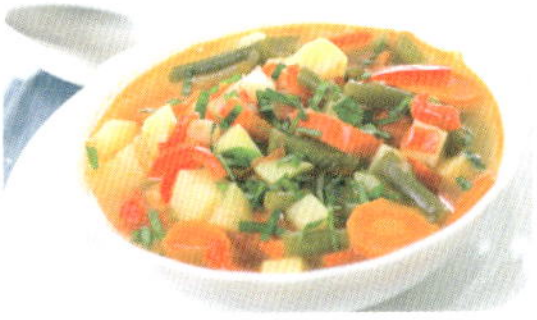

できるだけ咀嚼が必要な食事をとるようにする！

食べ方

法則 6

自分なりの食べ方ルールを作る

●自分の体に合った食事スタイルを確立する

もうお腹いっぱいだけど、残すのはもったいない」と、残さず全部食べる――。マナーとしてはよいですが、続けていると間違いなく過食になります。特に外食は自宅での食事よりもカロリーが高い傾向にあります。まずは健康第一。お腹がいっぱいだと感じたら、最後の料理は少し残すくらいにしましょう。食べすぎを防ぐことができます。

また、健康を保ちたいのであればいままで3個食べていたものを2個に減らすなど、〝自分なりの食べ方〟を確立することも大事です。例えば、「寝る前の炭水化物は肥満のもと」といいますが、帰宅時間が遅くなると夕食の時間も遅くなり、結果的に寝る前に炭水化物をとってしまいます。事前に夕食の時間が遅くなるとわかっているときには夕方におにぎりを1個食べるなどの間食も悪くありません。

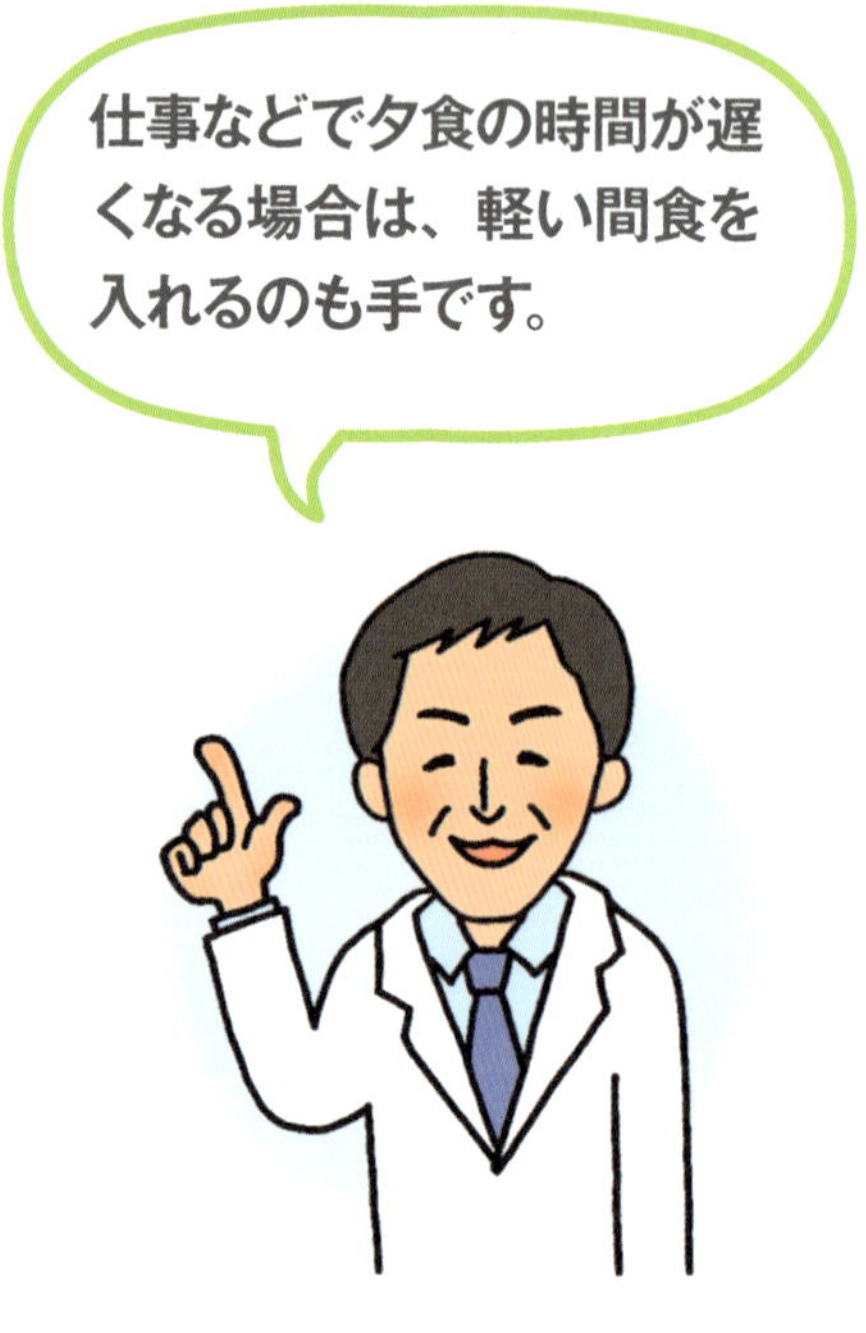
仕事などで夕食の時間が遅くなる場合は、軽い間食を入れるのも手です。

外食ではマナーよりも健康！

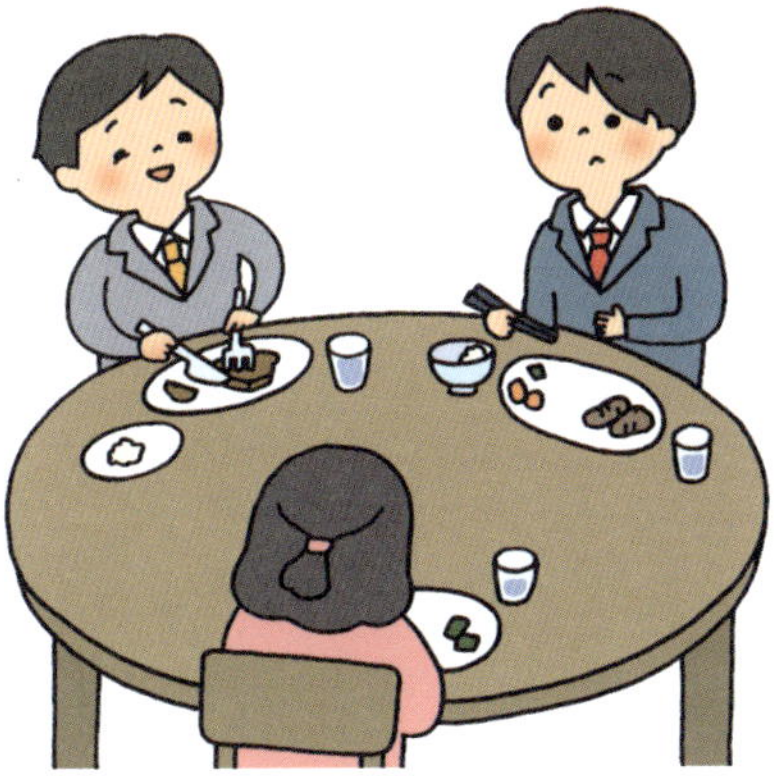

お腹いっぱいだけど
残すのはもったいない……

大切なのは
マナーよりも
健康な自分の体！

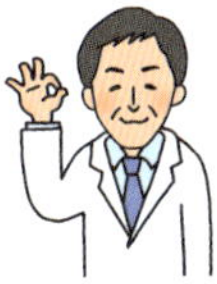

残すことに抵抗がある人は注文するときに「少なめ」などとお願いするのもよいでしょう。

間食の仕方を考えてみよう！

例えば、夕食が遅い場合……

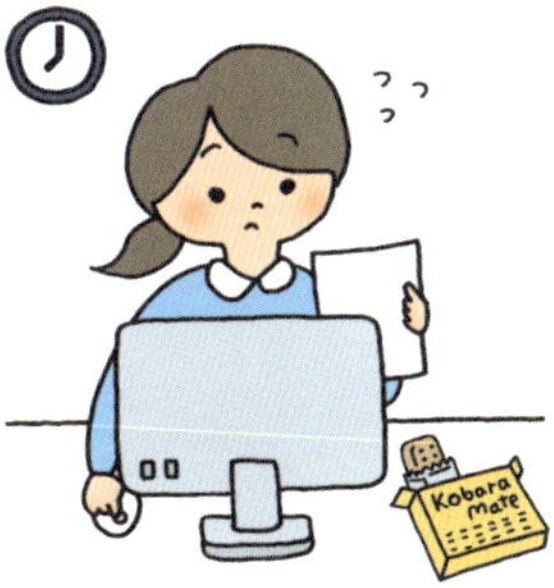

いまのうちに少し
間食をとっておこう

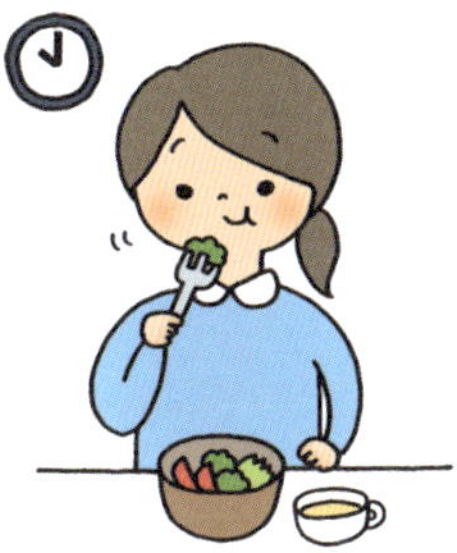

夕食の食べすぎを
防ぐことができる！

法則
7

食べ方

いい食材を食べるだけでは意味がない

●慣れない習慣も2週間で定着する

一般的にクルミ、アーモンドや植物油は、体にいいとされています。しかし、「これらを食べていればあとはなにもやらなくてＯＫ」というわけではありません。体にいいものを食べても、量は相変わらず多いとか、運動をしない、生活が不規則など、悪い習慣を続けていれば意味がありません。

そのため、まずは悪《あ》しき習慣を断つことから始めましょう。そうはいっても、長年続けてきた習慣を一朝一夕で改めるのは至難の業です。いきなりすべてを改めようとするのではなく、少しずつ時間をかけてとり組んでください。

なかには「いつか挫折するのでは」と不安を抱《いだ》く人もいるかもしれません。しかし、どんなに不慣れなものでも、２週間続ければそれが習慣として身につきます。まずは２週間、意識的に継続することから始めましょう。

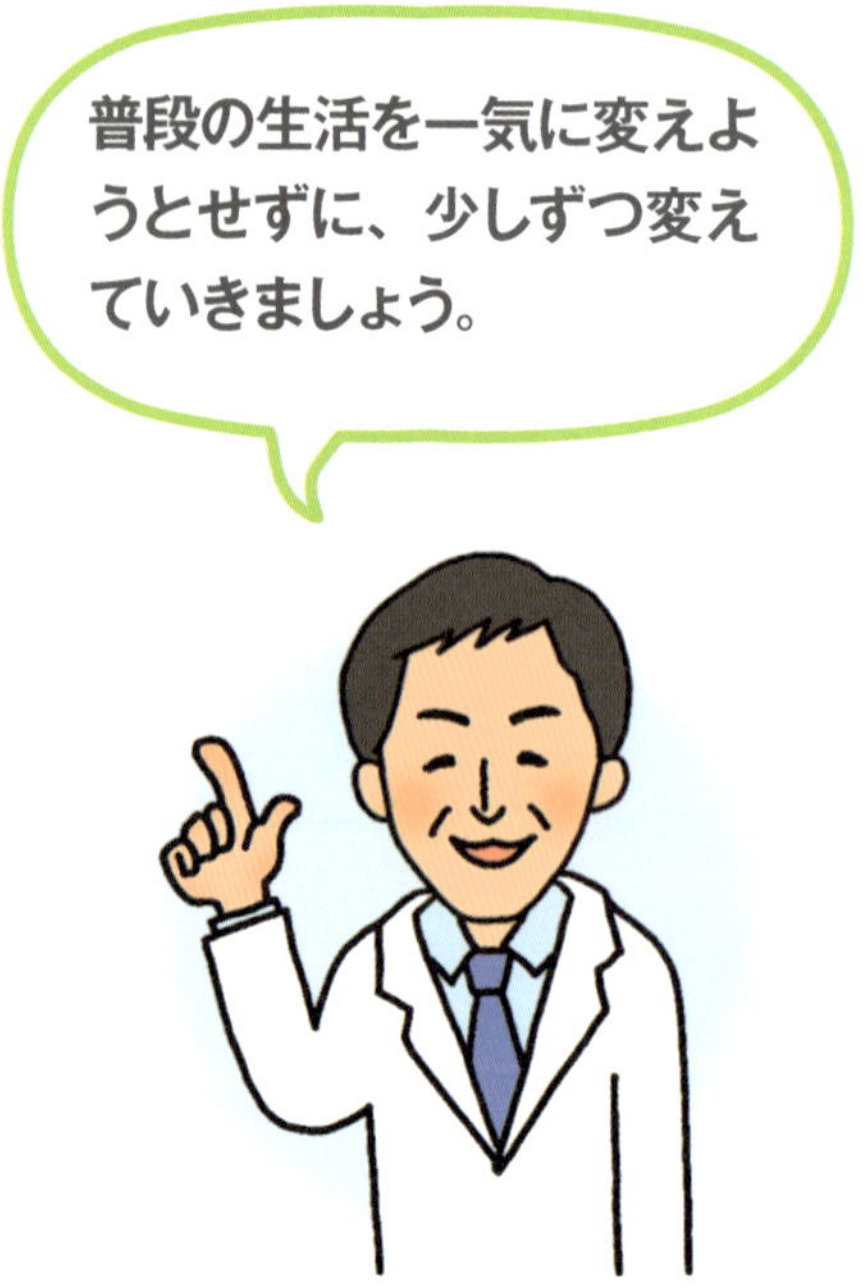
普段の生活を一気に変えようとせずに、少しずつ変えていきましょう。

体にいい食材

○

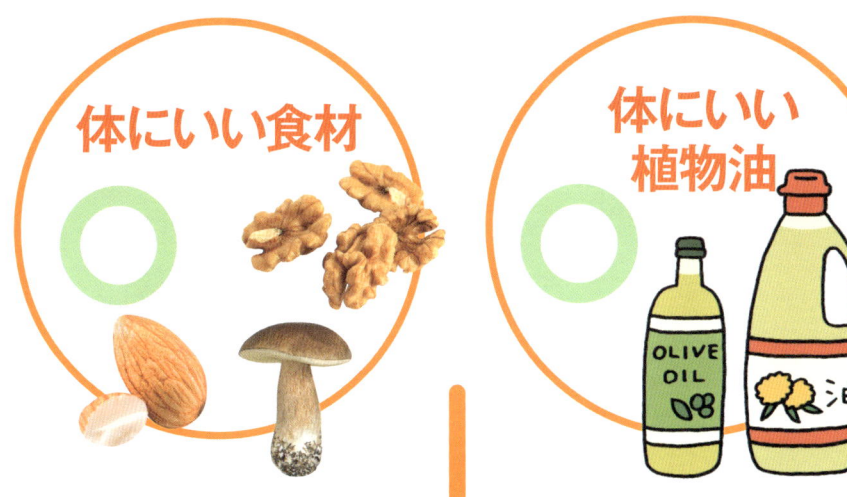

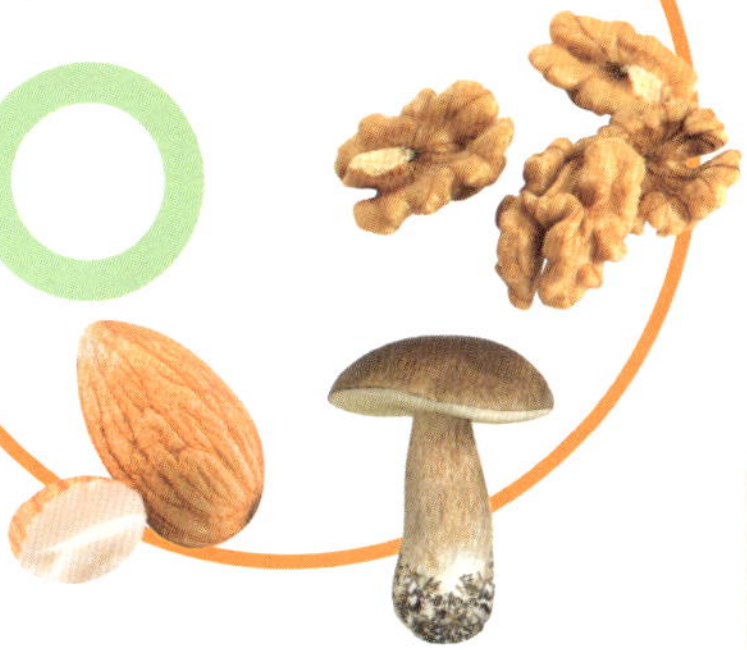

体にいい植物油

○

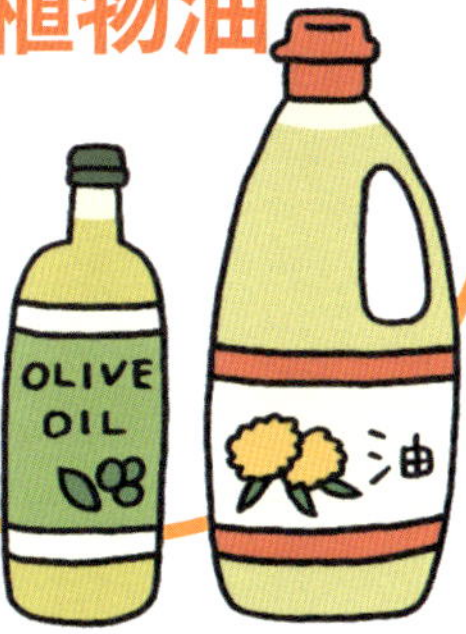

体にいいものをとり入れても……

↓

食べすぎ

運動不足

不規則な生活

などの習慣を改善しなければ意味がない！

↓

悪しき習慣を断つことから始めよう！

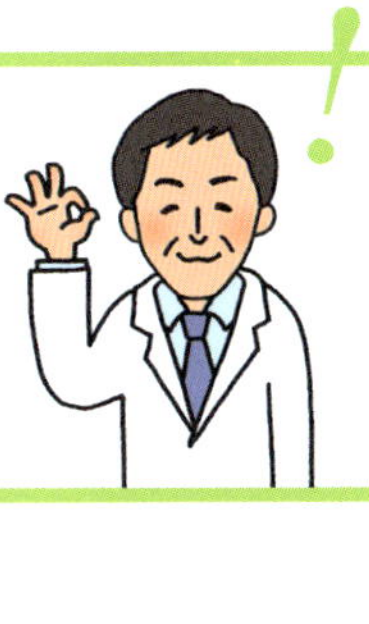

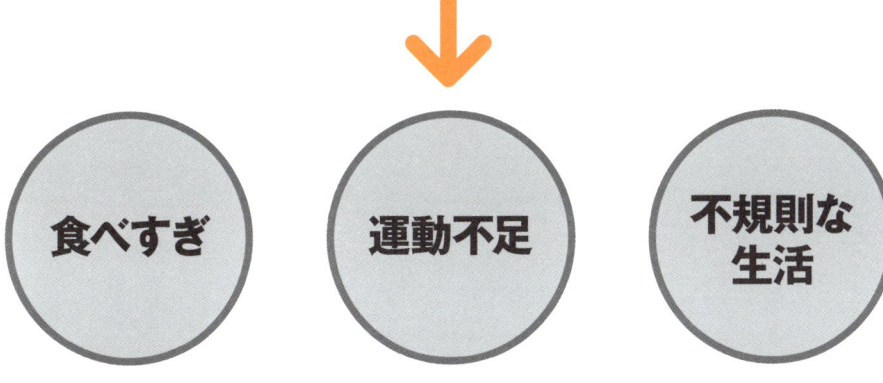

法則
8

食べ方

スープや味噌汁・水は積極的にとる

●水を飲むことで心を落ち着かせる

お腹がすいた状態で食事をすると、「早く空腹のストレスから逃れたい」という思いから、ついつい早食いになりがちです。食事と食事の間の時間が空いてしまうと、脂肪の合成が活発になるので、「極度の空腹」は大きなリスクをはらんでいるともいえます。

本当にお腹がすいたときに食事をする場合は、まずコップ1杯の水を飲むことをおすすめします。水を飲むことで気持ちが落ち着くだけでなく、お腹がふくれて食べすぎを防ぐことができます。水以外であればお茶やスープ、味噌汁、またはサラダなどの小鉢でも代用できます。

熱いスープであれば、食事のペースを落とす効果もあるため、食前に口にしておくと早食い防止になります。食事の際に汁物をよく飲む人は肥満になりにくいというデータもあるので、ぜひ試してみてください。

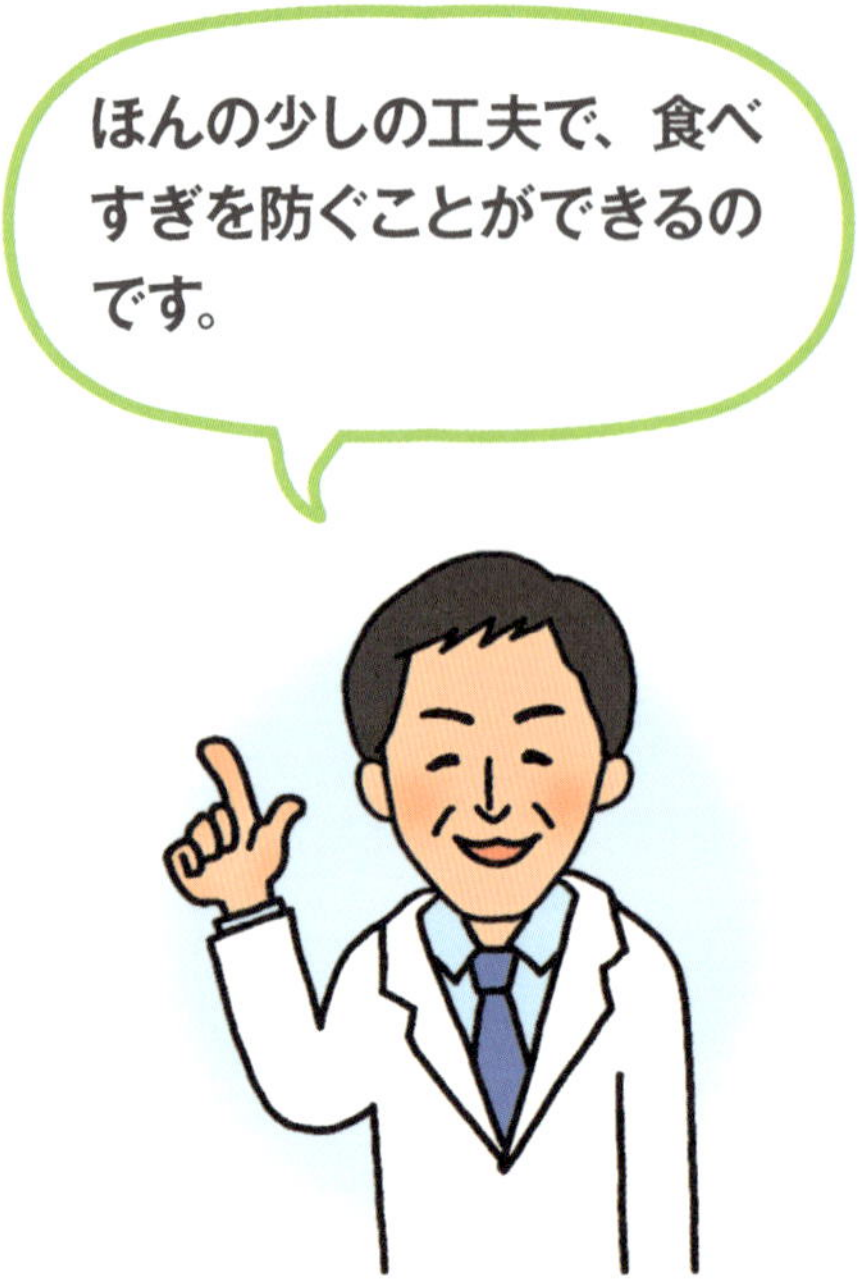
ほんの少しの工夫で、食べすぎを防ぐことができるのです。

食べる前にコップ1杯の水を飲んでおくと……

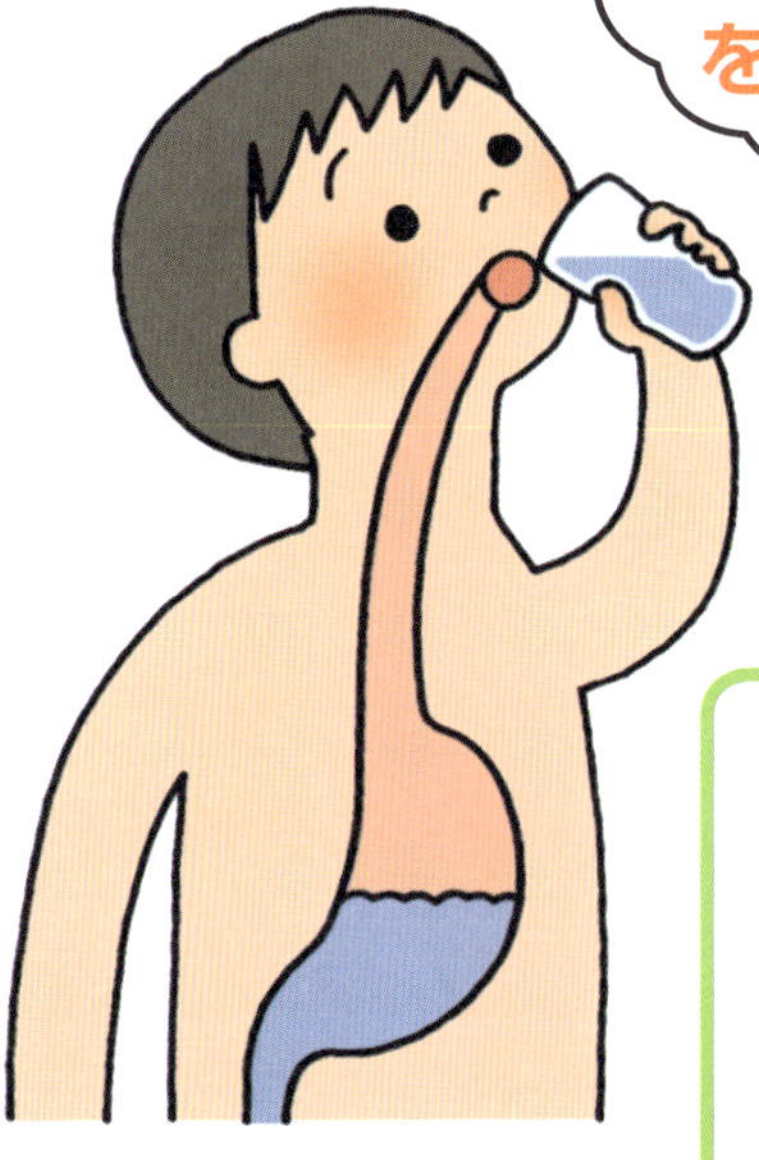

お腹がふくれて
食べすぎを防ぐことができる！

水以外にこんなものでもOK！

● 味噌汁 ●

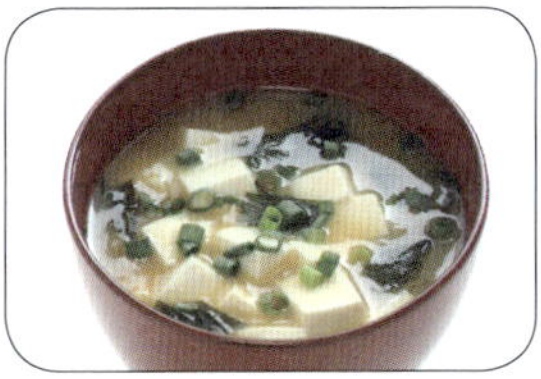

● サラダなどの小鉢 ●

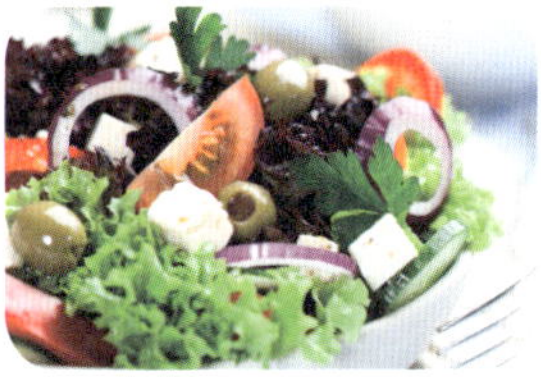

● スープ ●

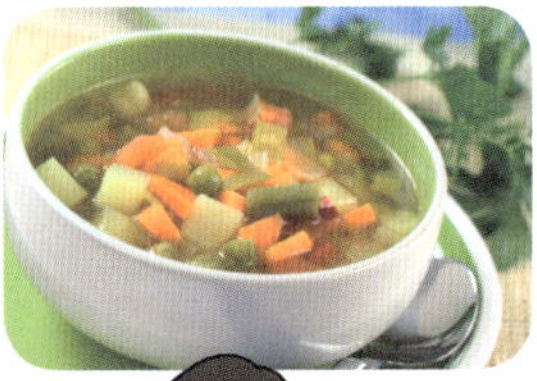

空腹感が大きいと早食いをしやすくなってしまいます。

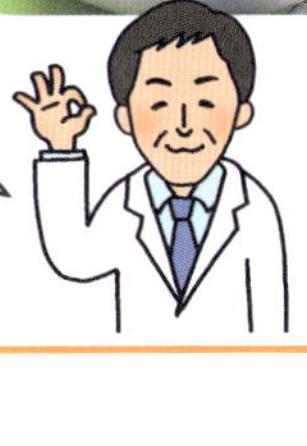

法則
9

食べ方

「温め直し」は超危険！

食べ物を温め直すとどうなるの？

→ もともと、食べ物に含まれているコレステロールが、酸化コレステロールに変化してしまう！

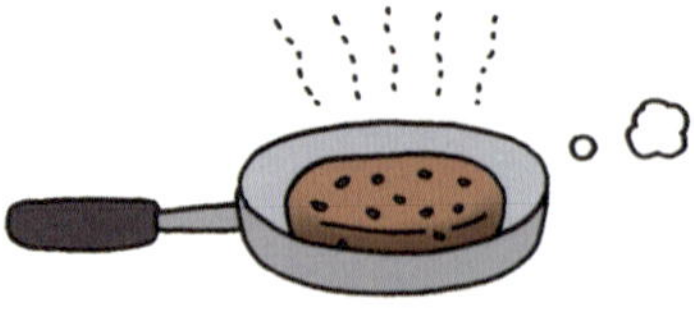

一度作られたハンバーグ

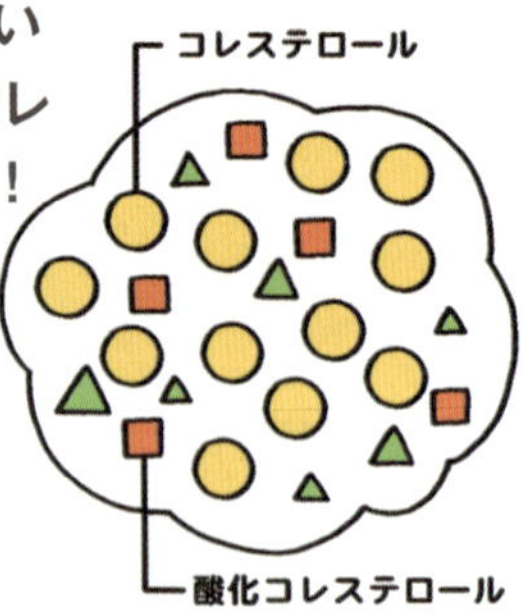

時間がたって冷めたものをレンジなどで温め直すと……

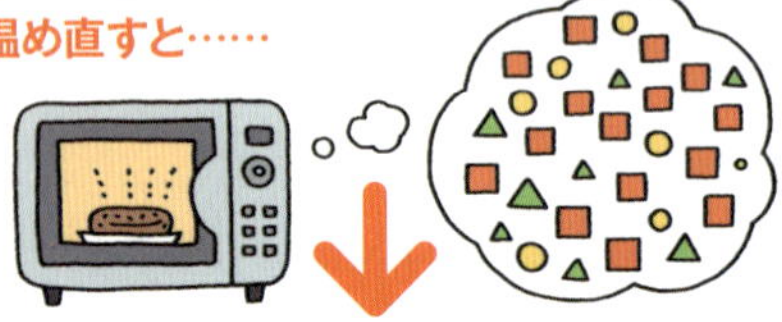

酸化コレステロールが増える！

●酸化コレステロールの増加を防ぐようにする

酸化（劣化）したコレステロール（酸化コレステロール）を食べると、体内で酸化ストレス（活性酸素など）が増え、ＬＤＬ（悪玉）コレステロールが酸化しやすくなります。酸化ＬＤＬコレステロールは動脈硬化の直接的原因となるので、「真の悪玉」などとも呼ばれているのです（22ページ参照）。

ある動物実験では、酸化コレステロールを食事に加えただけで動脈硬化のリスクが倍になったという結果も出ています。そのため、酸化コレステロールが多く含まれた調理品は、なるべく避けた方がよいといえるでしょう。

食べ物の「酸化」は空気に触れる時間が長くなるほ

酸化コレステロールが多い食べ物

高熱で調理したもの

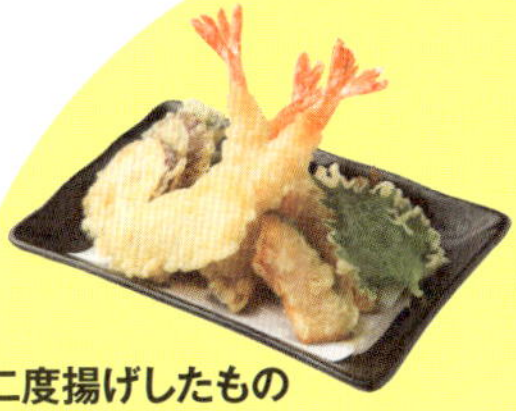
二度揚げしたもの

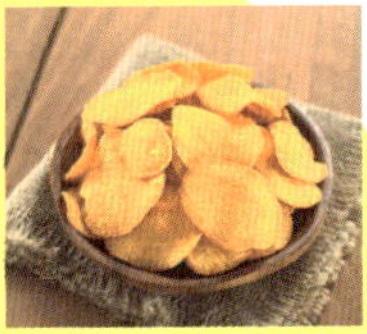
ポテトチップス

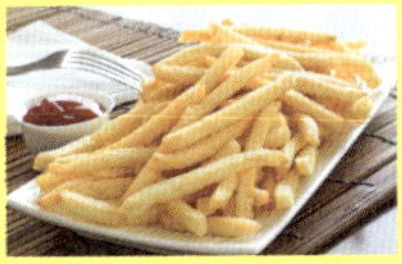
フライドポテト

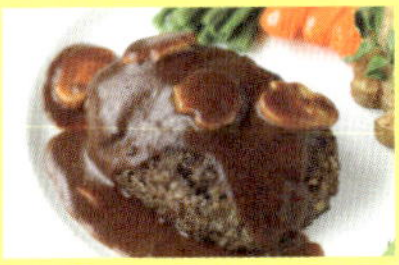
ハンバーグ

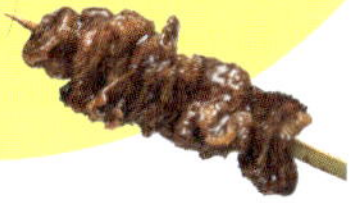
焼き鳥の皮の焦げた部分

卵黄パウダーを使用したもの

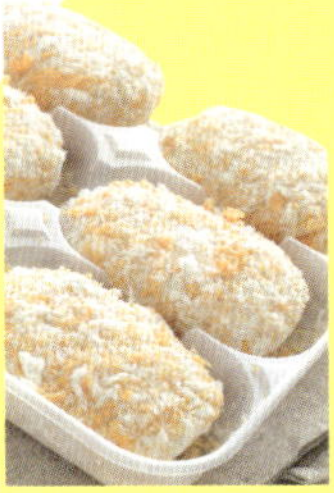
冷凍コロッケの衣

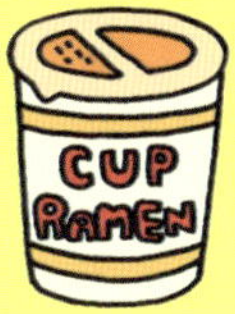

カップラーメン

ポイント

- **生のものは酸化コレステロールが少ない。**
- **コンビニで買った弁当などは家で温める方がいい。**

ど起きやすくなります。例えば、バターやチーズの黄色が増して変色した部分やマヨネーズのキャップの周りの半透明な部分は、酸化コレステロールの塊《かたまり》です。このほか、空気や紫外線などにさらされたスルメやビーフジャーキー、しょうゆ漬けにして長期保存したスジコやイクラ、レトルト食品や卵黄パウダーを使用したカップラーメン、冷凍コロッケの衣などにも、酸化コレステロールが多く含まれています。

また動物性食品を高熱処理しても、コレステロールが酸化するリスクが上昇します。その一方で、生ものには酸化コレステロールがほとんど含まれていません。献立を考える際は、高熱処理したものが多くなりすぎないようバランスを整えましょう。

そして、特に注意が必要なのが電子レンジでの再加熱です。電子レンジで食べ物を何度も温め直したり、10分以上加熱したりすると、もともと食べ物に含まれているコレステロールが酸化コレステロールに変化してしまいます。また、天ぷらやフライなどの二度揚げもなるべく控えるべきといえます。

食べ方

法則10

栄養バランスは和食がベスト

主食・主菜・副菜をバランスよくとる

日本人の肥満が増えた背景には、「食の欧米化による脂肪分の過剰摂取」があります。そのため栄養バランスが整った食事をとる必要があるのですが、献立に困ったときは主食・主菜・副菜・汁物がそろった和定食にしてみましょう。

主食・主菜・副菜がそろっていると、栄養のバランスがよくなるほか、皿数が多くなることで、みた目の満足感が得られます。加えて主食・主菜・副菜を順繰りに食べることで、食事のスピードが遅くなり早食いを防ぐことができます。

コレステロール値が高い人は、副菜で食物繊維（野菜・海藻・キノコ）を多くとったり、主菜にコレステロールを下げる効果がある魚・大豆料理を積極的にとり入れるなど、動物性脂肪を減らし、食物繊維の多いメニューを組み立てるようにしましょう。

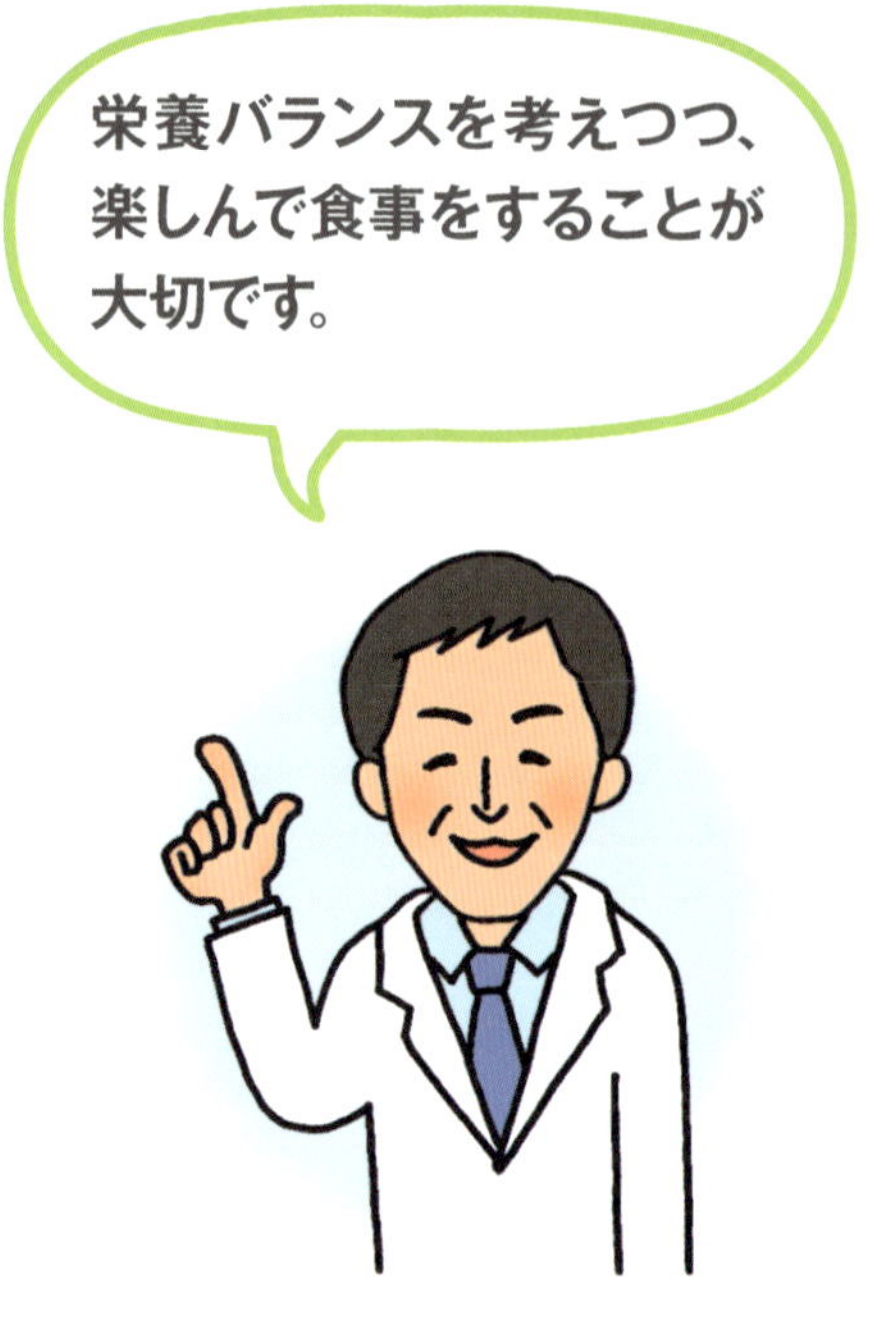
栄養バランスを考えつつ、楽しんで食事をすることが大切です。

副菜

大豆製品や野菜など
2品以上組み合わせると
GOOD！

主菜

肉や卵料理が続くと
コレステロールが増えて
しまうため、魚介などが
おすすめ。

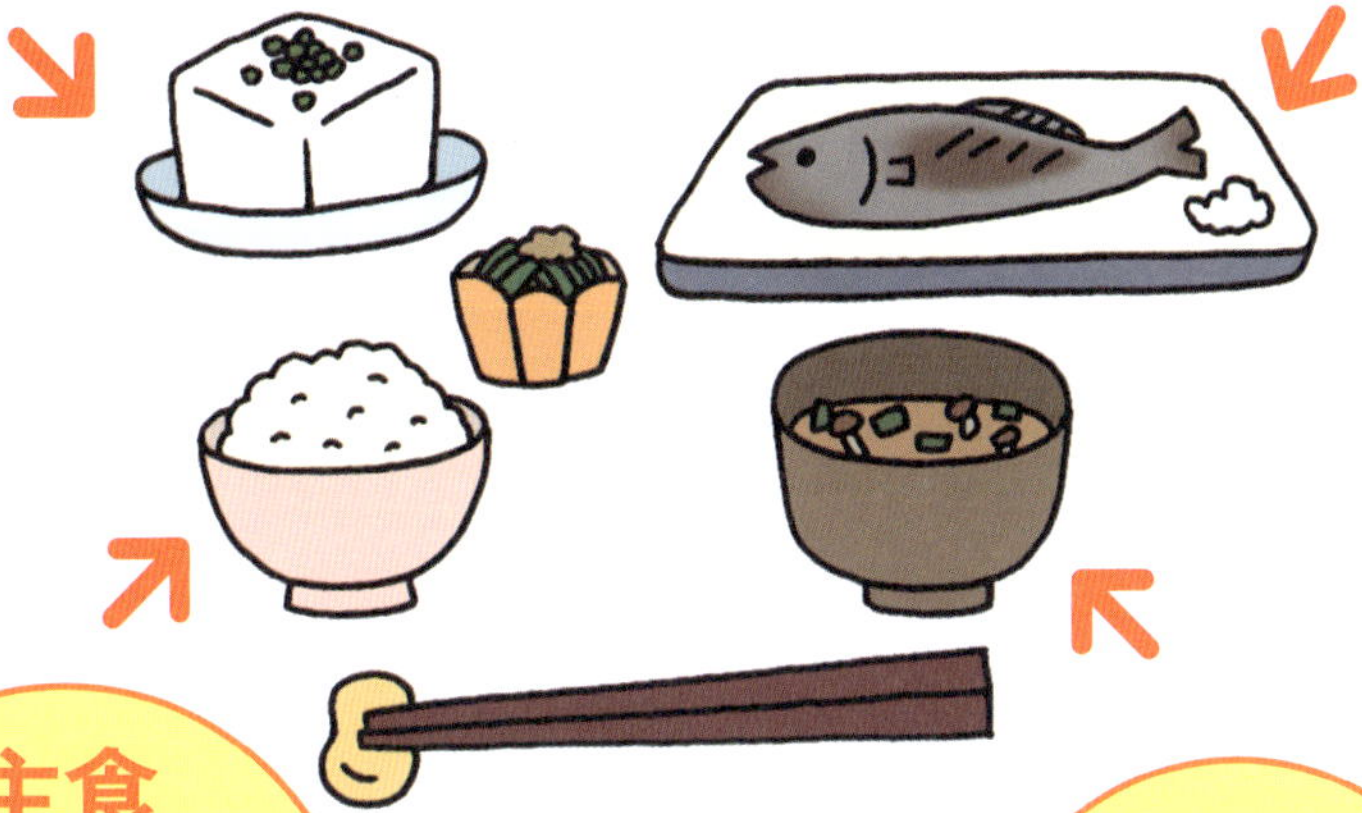

主食

パンはバター、マーガリン、
ベーコンなどコレステロー
ルが上がる食塩を伴いが
ち。ご飯の場合でも
1杯を基本に。

汁物

海藻やキノコ類、野菜が
たくさん入った汁物は
コレステロールを
下げやすくする。

洋食の場合

ワンプレートで主
食と主菜がとれる
が、副菜や汁物が
不足しがち。

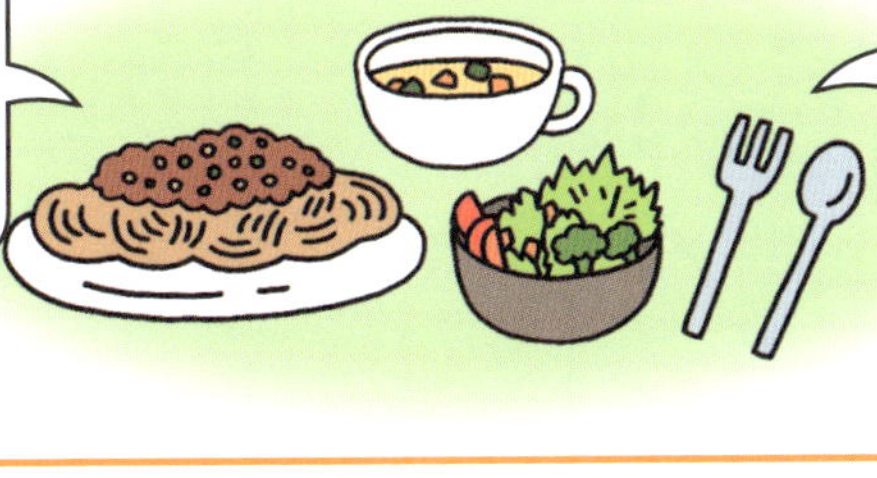

野菜スープやサ
ラダをプラスす
ることでバラン
スがよくなる！

法則11

食べ方

「ニセ空腹」にだまされない

また直前に食べた食事のメニューを思い出すことで、「2時間前に食べたばかりなんだから、お腹がすくわけがない」と自分にいい聞かすのも有効な手段のひとつです。

●5分間気を紛らせて空腹感をなくす

間食は必ずしもNGではありませんが、食べすぎは控えるべきです。特に間食が欲しくなる時間帯（午前10時、午後3時）には空腹感を覚えますが、これは食べたいという欲求から生じる「ニセの空腹」であって、本当の空腹感ではありません。食べたいという気持ちはあるのですが、体はまだ食べ物を必要としていないのです。

食べ物の誘惑から逃れたいのであれば、まずは5分間我慢することから始めましょう。趣味のことなどを考える、軽くストレッチする、電話をかけるなど、ほかのことで気を紛らせば、「ニセの空腹」は自然と収まるはずです。

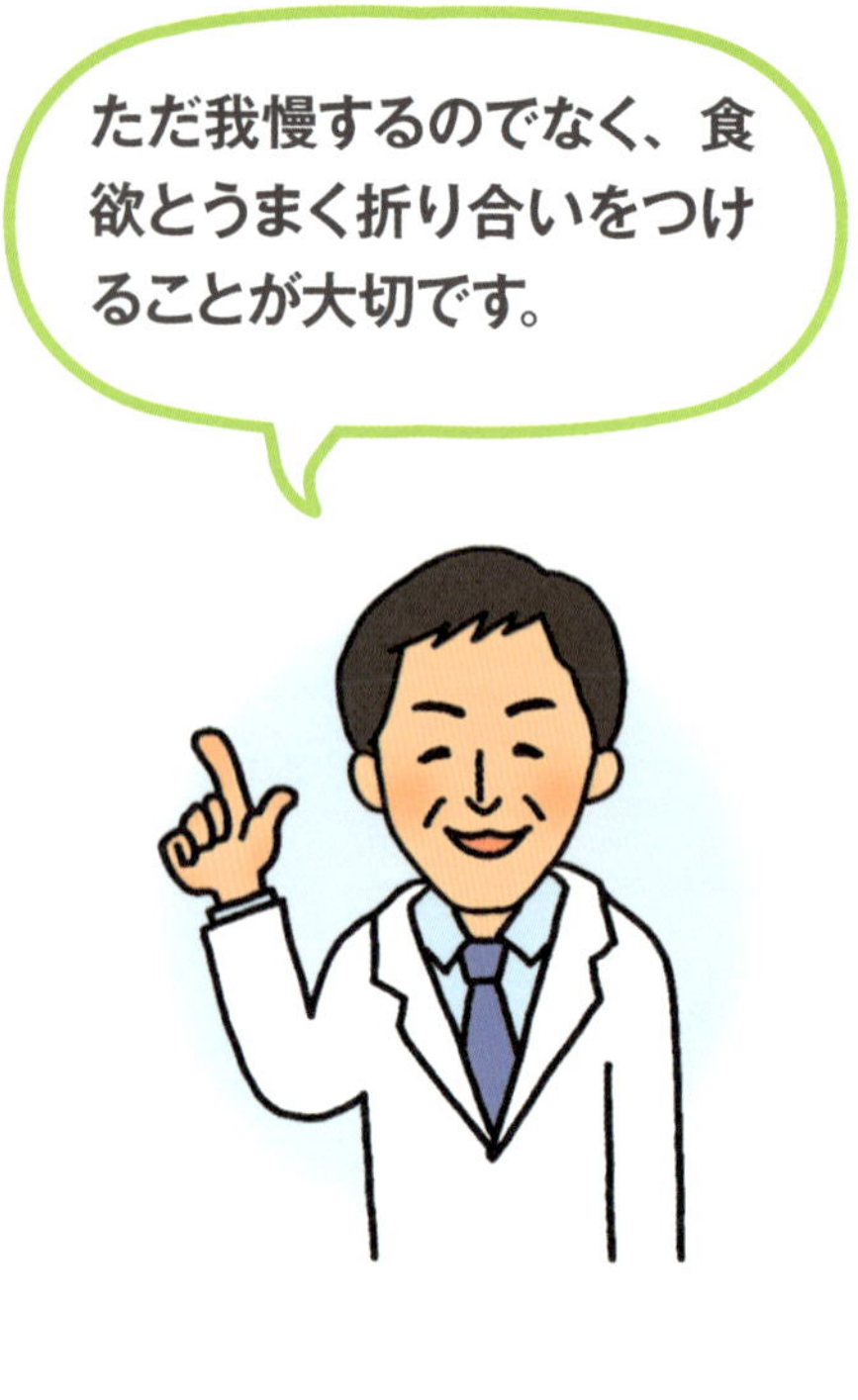
ただ我慢するのでなく、食欲とうまく折り合いをつけることが大切です。

間食したくなる時間帯

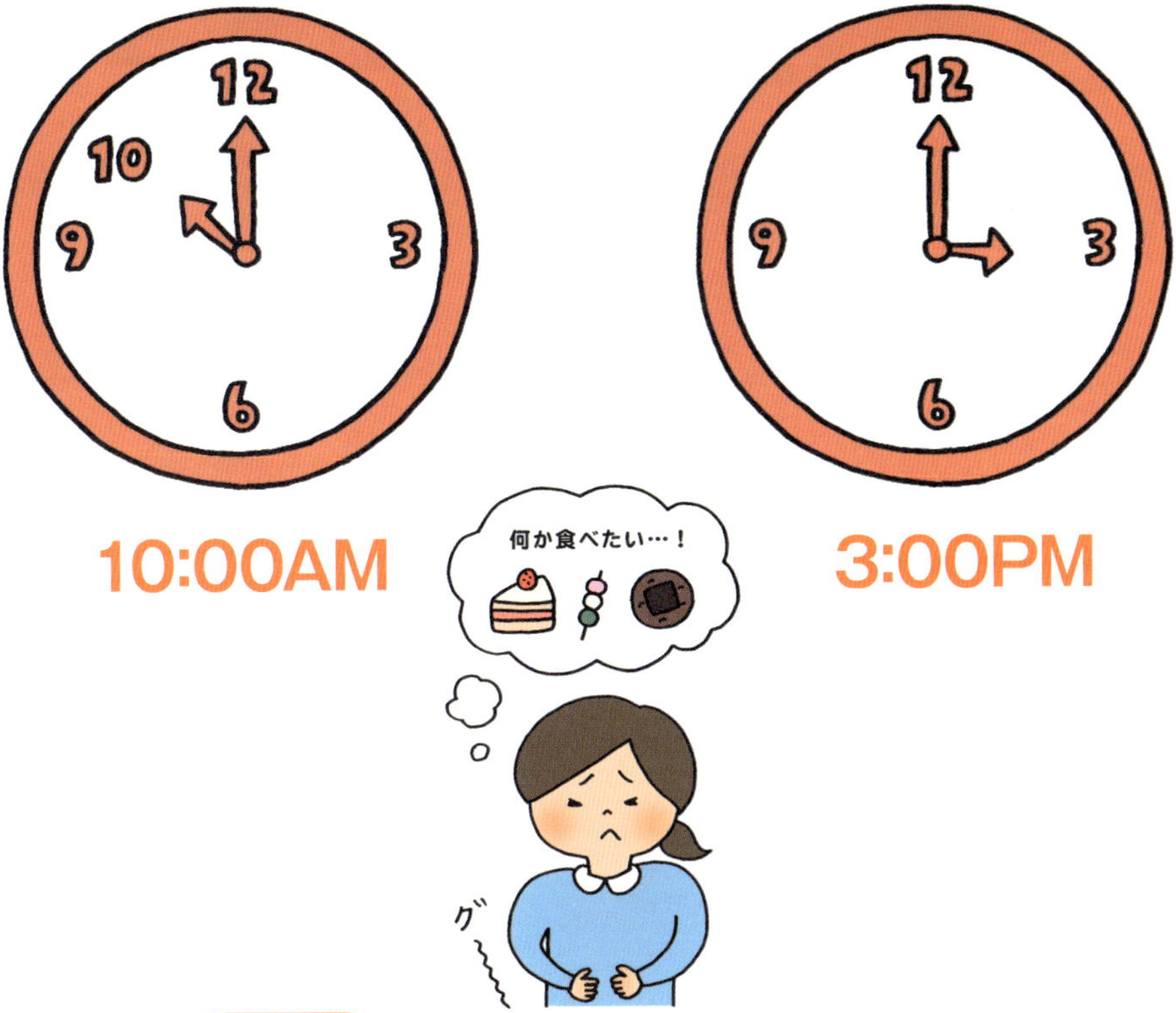

ポイント

- 基本的に食事から2～3時間後にくる。

「ニセ空腹」を我慢するためのコツ

- 数分間でも軽くストレッチをしてみる
- 食べ物のことではなく、趣味のことなどを考える
- 最後に食べたものはなんだったか思い出す

法則 12

食べ物

コレステロールを多く含む食材は控えすぎない！

●コレステロール値だけで判断するのは早計

コレステロールを多く含む食材といえば、卵が代表的です。そのため、「コレステロールを上げたくないなら、卵を食べなければいい」と考えてしまいがちですが、これはおすすめできません。なぜなら卵は栄養価が高い食材だからです。「コレステロールを多く含む」という理由だけで、単純にその食材を食べないというのはあまりにも乱暴な考え方といえます。

また、イクラや数の子、タラコ、ウニといった魚卵類も、高コレステロールの食材に属します。しかし魚卵には体によいEPAやタウリンも含まれているため、そうした側面を考慮することなく排除してしまうというのはもったいないことです。

コレステロールを多く含むおもな食材

※可食部100g当たり

食材	コレステロール値（mg）
卵黄	1400
ウズラ卵（全卵）	470
生クリーム（乳脂肪）	120
チェダーチーズ	100
有塩バター	210
シュークリーム	230
ショートケーキ	140

食材	コレステロール値（mg）
イクラ	480
ビーフジャーキー	150
生ハム（長期熟成）	98
鶏肉（手羽）	140
スモークレバー（豚）	480

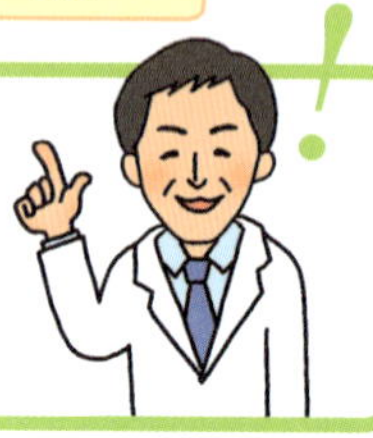

卵は一日2個までを目安にしましょう。

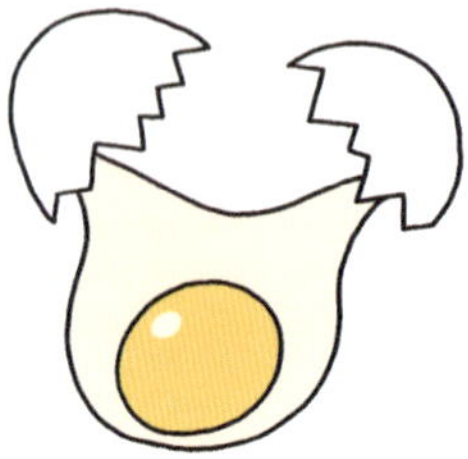

コレステロールを多く含む食材を我慢してもあまり意味がない？

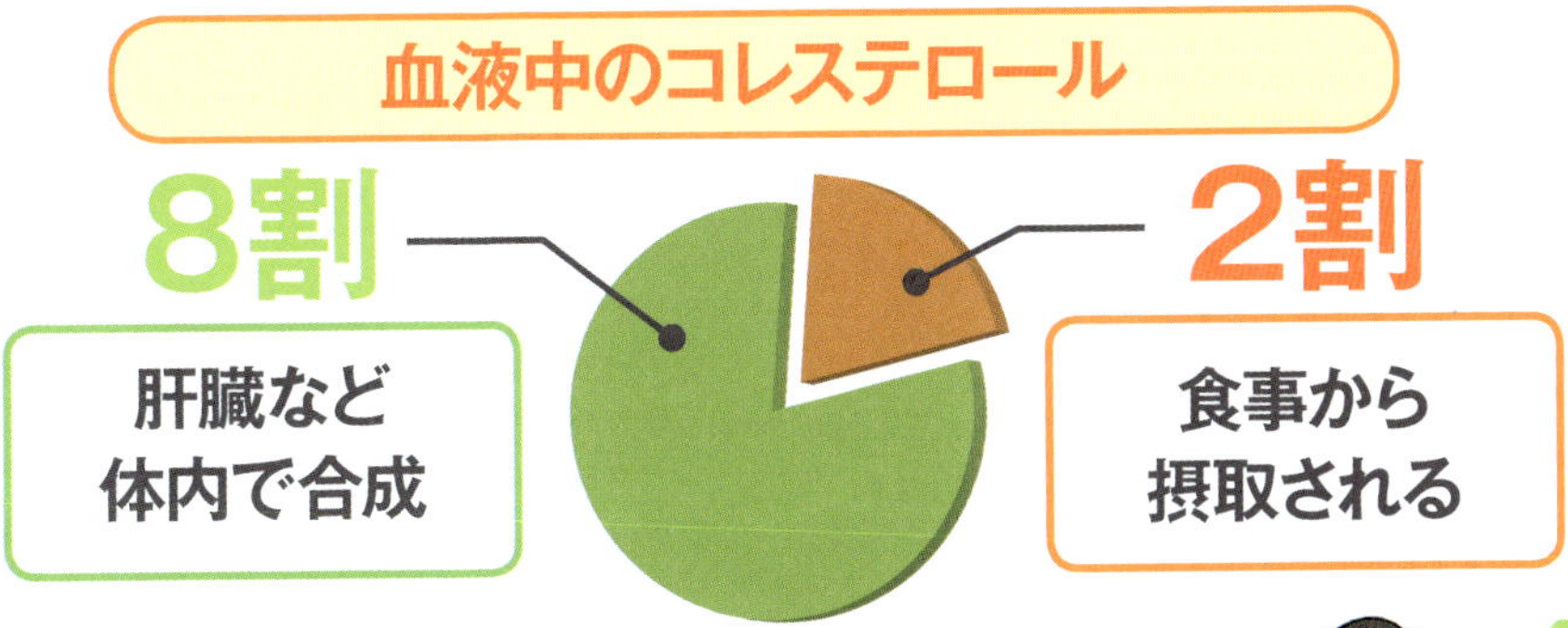
血液中のコレステロール
8割
肝臓など
体内で合成
2割
食事から
摂取される

ただし、コレステロールを多く含む食材を無制限に食べてよいわけではありません。

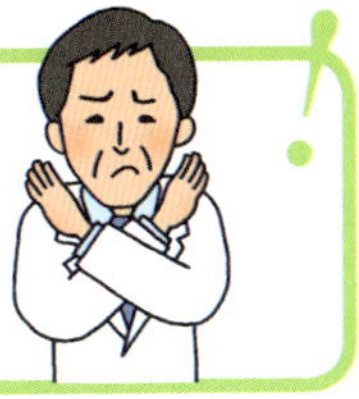

EPAには中性脂肪を、タウリンにはコレステロールを下げる作用があります。このほか、レバーや砂肝、あん肝など内臓系の食べ物にもコレステロールが多く含まれていますが、これらの食材はビタミンB群が豊富なので「ただ単純に控えればいい」というわけではありません。

じつは血液中のコレステロールに占める食事性コレステロールの割合は2割程度。あとの8割はおもに肝臓で合成されたものです。また、コレステロールを多く摂取すると、肝臓で合成されるコレステロールが減少するという調整機能があるため、コレステロールを多く含む食品を食べたからといって、直接血液中のコレステロール値が上がるわけではありません。それゆえ、コレステロールを多く含む食品を厳しく制限する必要はないのです。

ただし、血液中のコレステロール値が高い人はこの調整機能がうまく働いていない可能性があるため、無制限に食べてよいということではありません。卵なら一日に2個までを目安にしましょう。

CHECK!

食べ物

コレステロールを上げる食材には要注意！

どんな食材がコレステロールを上げるの？

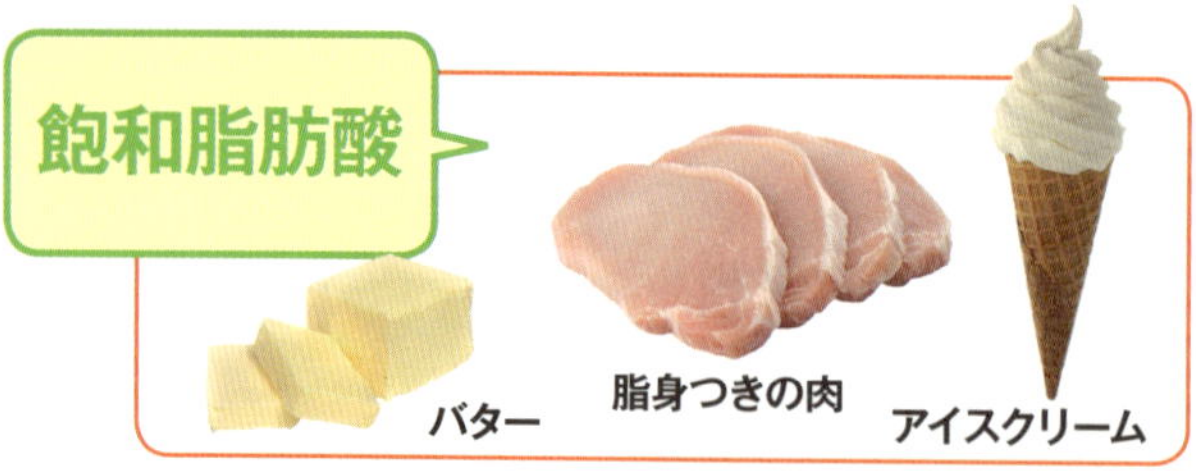
飽和脂肪酸
バター
脂身つきの肉
アイスクリーム

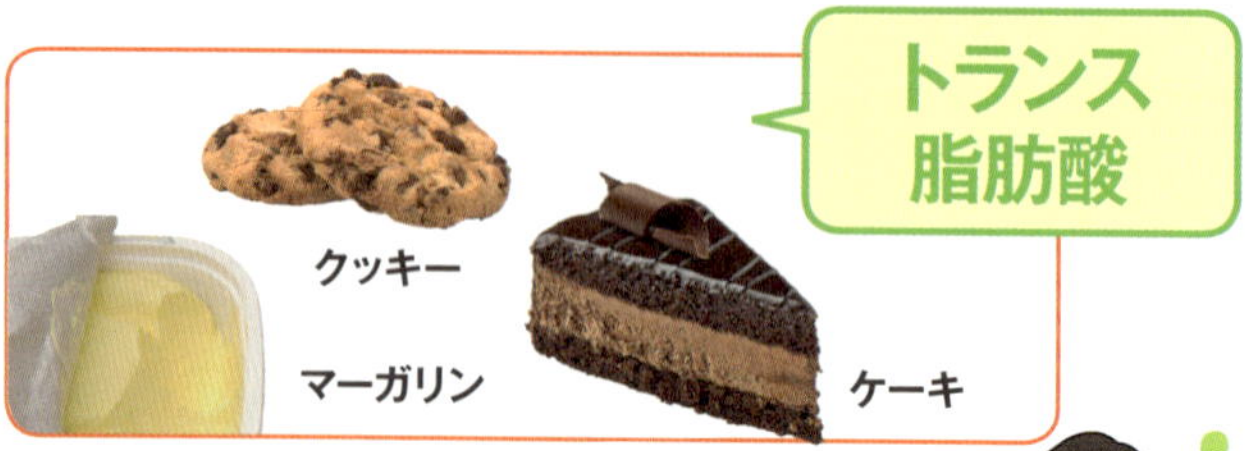
トランス
脂肪酸
クッキー
マーガリン
ケーキ

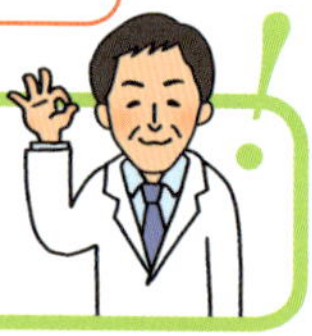

コレステロールを「上げる食材」と
「多く含まれている食材」は違います。

●肉を食べたいときは赤身肉か調理を工夫

飽和脂肪酸（＝動物性脂肪）を含む食材には注意が必要です。その理由は肝臓でコレステロールの合成を促進する作用があるため。必然的に、血中のコレステロールが上がり動脈硬化を招きます。ちなみに飽和脂肪酸は、牛や豚の脂身、鶏皮のほか、バターやチーズなどの乳脂肪分にも多く含まれています。

特に肉の脂身には飽和脂肪酸が多く含まれているため、控えた方がいいでしょう。しかし、だからといってひたすら我慢するのもストレスになりかねません。食べる前に脂肪分を落とすなど、調理をするときにひと工夫をしてみましょう。

例えば、下ごしらえの段階で脂身をとるだけで、摂

どうしても肉が食べたいときは……

赤身の肉

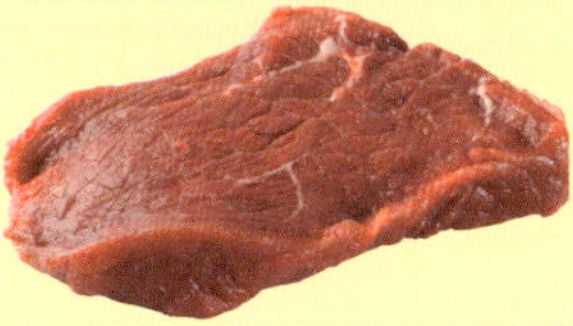

飽和脂肪酸があまり含まれていない。赤ワインや塩麹に漬けると食感が柔らかくなり、食べやすい。

皮をとった鶏肉

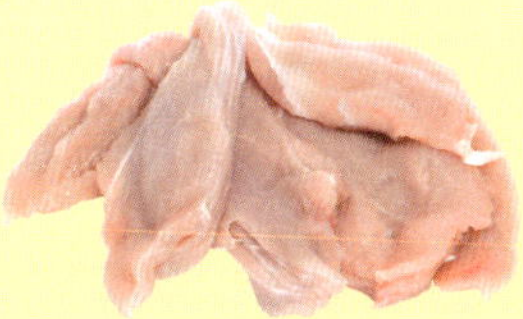

鶏肉は皮の部分に脂肪が多いため、皮をはがして調理するのがよい。

ラム肉

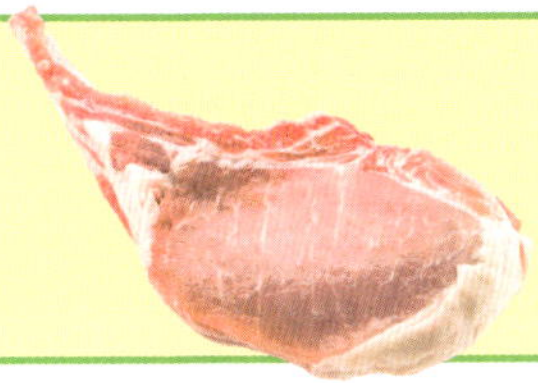

脂肪分が少なく、ビタミンBが豊富。

取カロリーを約半分カットできます。また、鶏肉なら脂肪が多い皮の部分を除くとよいでしょう。厚切り肉は調理過程で油を使うことが多いので、なるべく薄切りの肉を使い、野菜と組み合わせた料理を作るという方法もあります。ほかにも「ゆでて野菜と一緒に食べる」「煮物に加える」など、肉の量が少なくても満足できるようなメニューを作るのもひとつの手です。

肉には、脂身だけでなく赤身の肉もあります。こちらには飽和脂肪酸がそれほど含まれていません。そのため、「思いっきり肉を食べたい！」というときは、赤身の肉を選ぶといいでしょう。肉質は硬めですが、赤ワインや塩麹に漬けると食感が柔らかくなります。

また、不飽和脂肪酸のなかでも、人工的に作られたトランス脂肪酸は「脂」のグループに入ります。ＬＤＬ（悪玉）コレステロールを上げて動脈硬化を進行させるため、アメリカでは使用が制限されています。そのため、マーガリンやケーキ、その他加工食品など、トランス脂肪酸を多く含む食品の食べすぎには注意する必要があるのです。

法則 13

食べ物

コレステロールを下げる食材をとろう！

大豆類

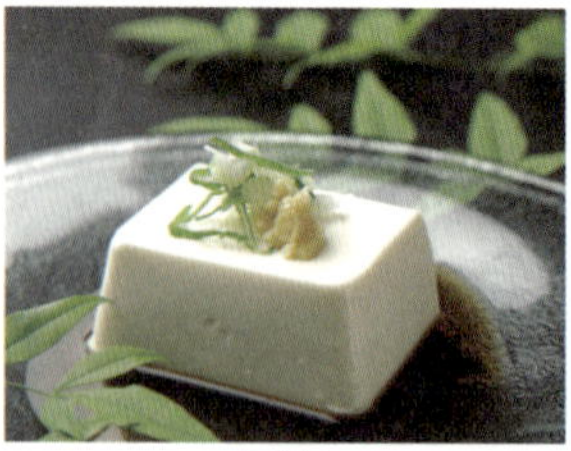

豆腐

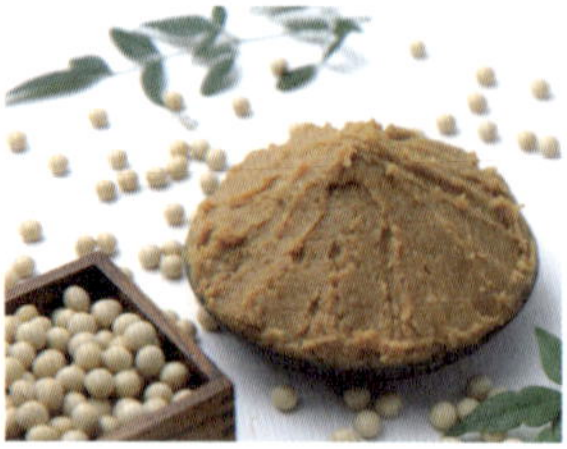

味噌

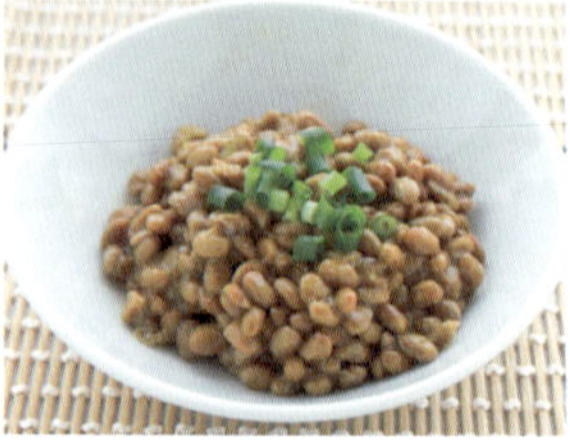

納豆

大豆は不飽和脂肪酸だけでなく、LDL（悪玉）コレステロールの酸化を抑える大豆イソフラボンを多く含む。大豆たんぱく、食物繊維、大豆レシチンはコレステロールの吸収を抑える。

●大豆製品や魚介類、トマトがおすすめ

油脂類は基本的に動物性脂肪と植物性脂肪に大別できます。そのうち、LDL（悪玉）コレステロールや中性脂肪を上げる「飽和脂肪酸」は、常温で固形状になる動物性脂肪（バター、ラードなど）に多く含まれています。一方、コレステロールを下げる作用がある「不飽和脂肪酸」は、常温では液状の植物性脂肪（オリーブオイル、なたね油など）や魚油に多く含まれています（EPA、DHAなど）。そのため、中性脂肪値やコレステロール値が高い人は、動物性脂肪よりも植物性脂肪や魚油を多くとった方がよいのです。

それではコレステロールを下げる食材にはどのようなものがあるのでしょうか。おもなものに大豆製品（豆

魚介類

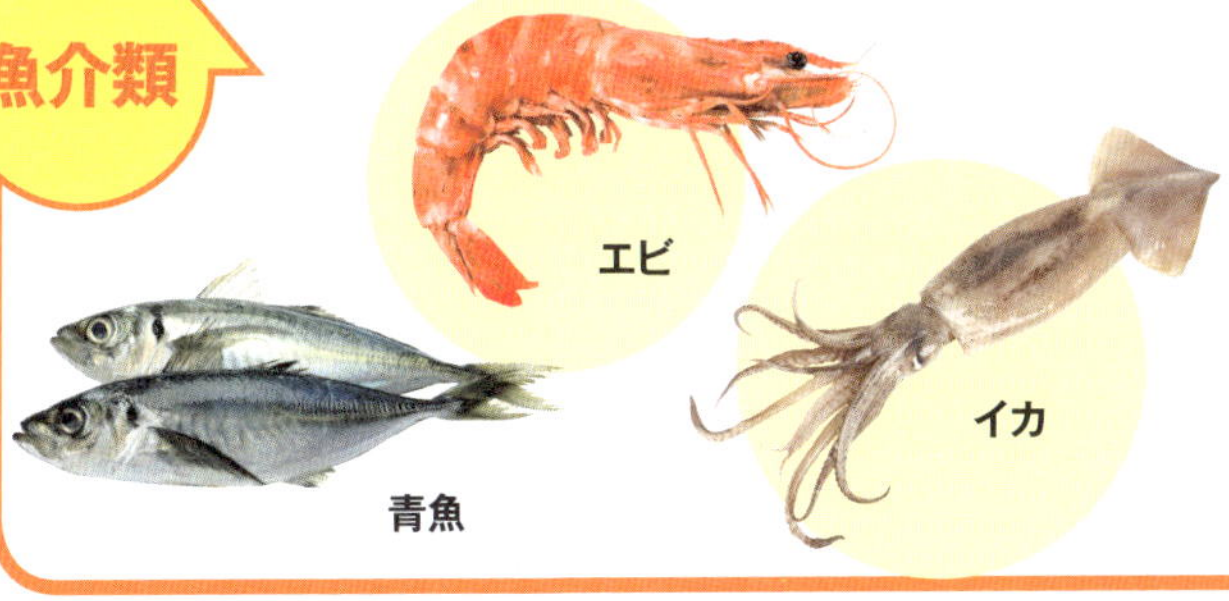

コレステロールを下げる不飽和脂肪酸は、おもに青魚に多い。ほか、タコやエビにはタウリンが含まれ、コレステロールの増加を抑える働きがある。

その他

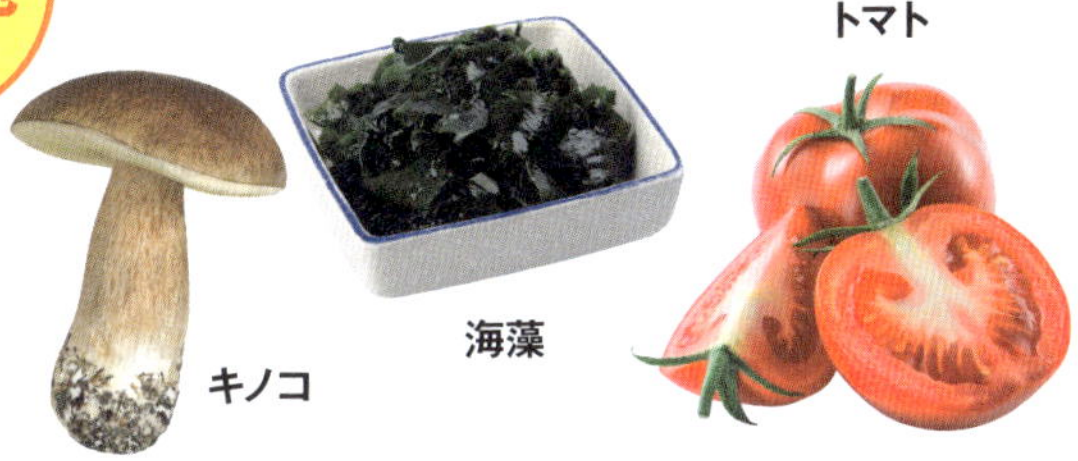

キノコや海藻は食物繊維が豊富。また、トマトのリコピンにはコレステロールの酸化を抑え、HDL（善玉）コレステロールを増やす効果がある。

腐、納豆、味噌、油揚げなど）や魚介類、キノコ、海藻、トマトなどがあります。

大豆にはさまざまな健康成分が含まれており、例えば「大豆たんぱく」はコレステロールや中性脂肪の吸収を防ぐのに有効です。また「大豆レシチン」は、血液中のＬＤＬ（悪玉）コレステロールを下げるのに効果的。さらに「大豆イソフラボン」は強い抗酸化力を持つため、ＬＤＬ（悪玉）コレステロールが酸化ＬＤＬコレステロールになるのを防ぐ効果があります。

青魚（イワシ、アジ、サバなど）やイカ、タコ、エビといった魚介類は、コレステロールを下げる不飽和脂肪酸のＥＰＡやＤＨＡが豊富。またイカやタコ、エビなどには、コレステロールの増加を抑える「タウリン」が含まれています。

そのほかキノコや海藻は食物繊維が豊富なので、腸からのコレステロールの吸収を抑えてくれます。また、トマトに含まれる赤い成分「リコピン」には、ＬＤＬ（悪玉）コレステロールの酸化を抑え、ＨＤＬ（善玉）コレステロールを増やす効果があります。

法則
14

食べ物

油の上手なとり方を知ろう

●よく使う調理油の特徴を押さえておく

油（油脂類）の過剰摂取はコレステロールを上げ、動脈硬化や肥満のリスクを増大させます。とはいえ脂質をとらないと、体を動かすエネルギーが不足したり、脂溶性のビタミン（ビタミンＡ・Ｄ・Ｅなど）の吸収が悪くなったりします。そのため、良質の脂質を摂取することが大事です。

ＬＤＬ（悪玉）コレステロールを下げるのは、オリーブオイルやキャノーラ油といった植物性の油です。ただし、同じ植物油でもごま油やサンフラワー油などは、過剰摂取するとＨＤＬ（善玉）コレステロールまで下げるので要注意です。

一方、バターやマーガリンといった常温で固まる油は、ＬＤＬ（悪玉）コレステロールを上げます。コレステロールが気になる人は、摂取を控えてください。良質の油を見分けるポイントは「常温で固まるか」どうかです。

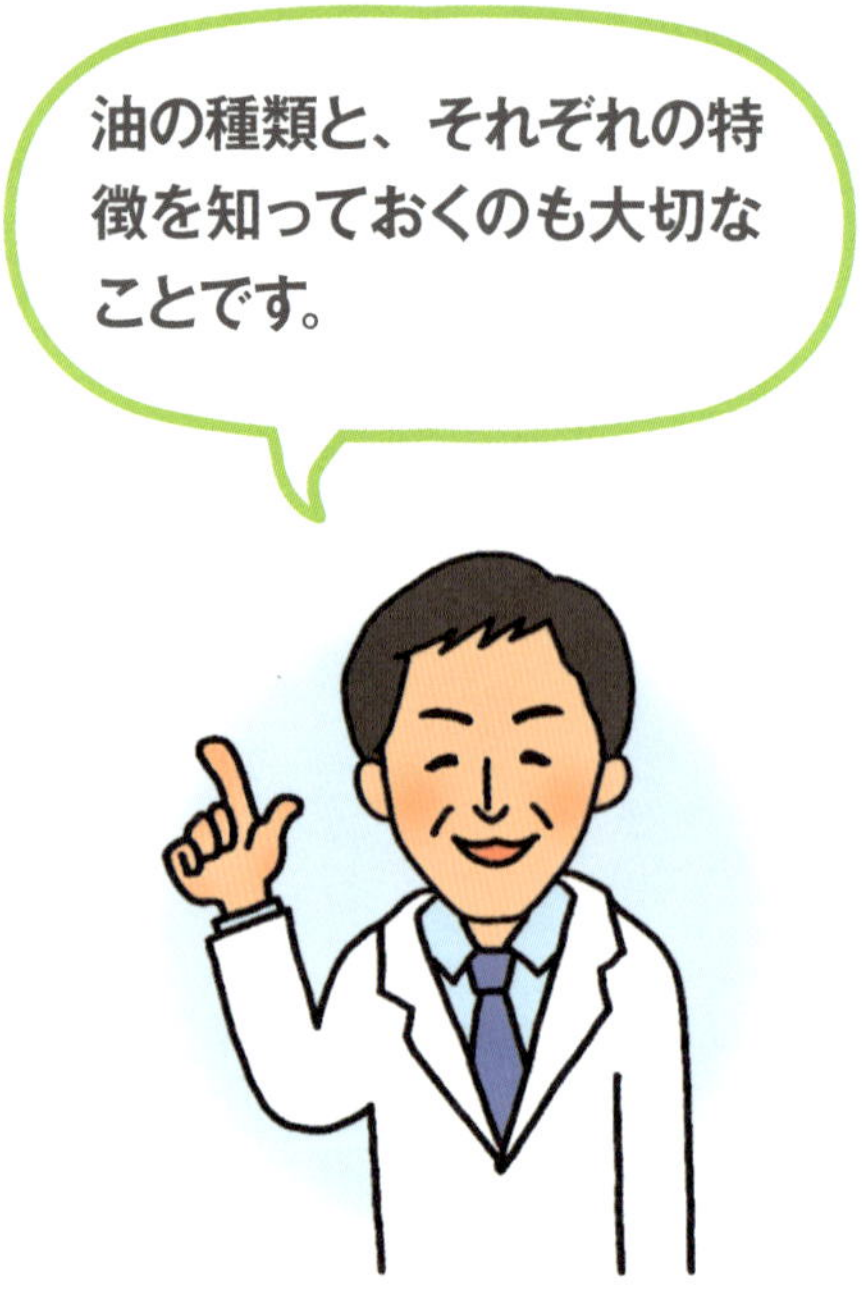
油の種類と、それぞれの特徴を知っておくのも大切なことです。

不飽和脂肪酸を含む油がおすすめ！

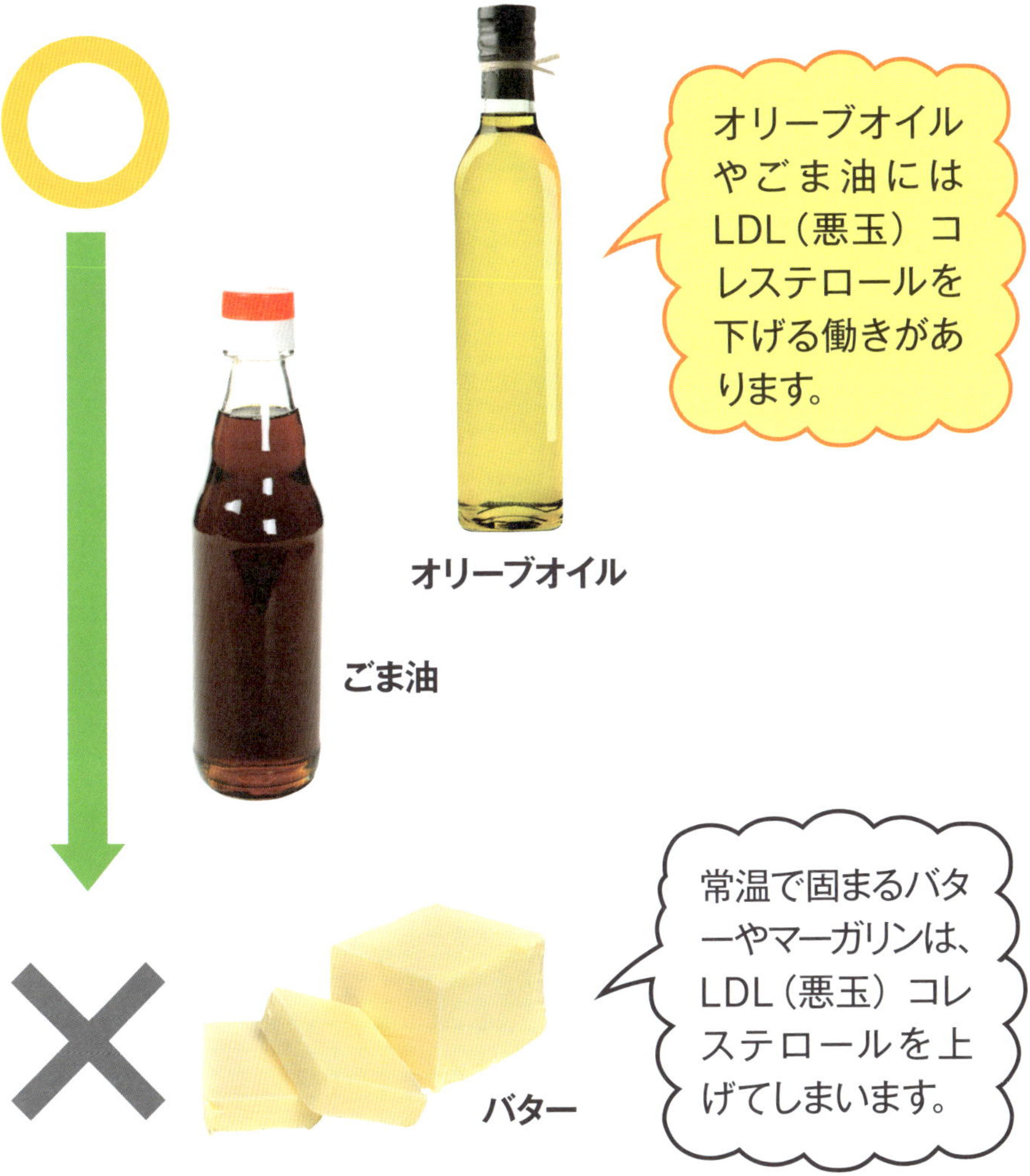
オリーブオイルやごま油にはLDL（悪玉）コレステロールを下げる働きがあります。
オリーブオイル
ごま油
常温で固まるバターやマーガリンは、LDL（悪玉）コレステロールを上げてしまいます。
バター

ポイント

常温で固まる油は要注意！

法則
15

食べ物

甘いものは洋菓子より和菓子

●洋菓子はコレステロールを上げる要素がいっぱい

昼食と夕食の間などに食べる「おやつ」は気分転換の意味でも有効な間食ですが、量や種類を誤ると健康に害を及ぼすおそれがあります。特にプリンやケーキ、クッキー、ドーナツなどといった洋菓子は、原料にコレステロールを上げる食品（バター、マーガリン、ショートニング、生クリーム、牛乳など）を使用しています。

もし体重があまり気にならないのであれば、みたらし団子や大福、みつ豆など、和菓子をチョイスしてみるとよいでしょう。炭水化物と砂糖を多く使っているため、たしかに糖分は多いのですが、生クリームやバターといったコレステロールを上げるような食材はほとんど用いられていません。ただし、食べすぎると糖分が過剰になり、中性脂肪値が高くなってしまうので、量は適度に抑えるようにしましょう。

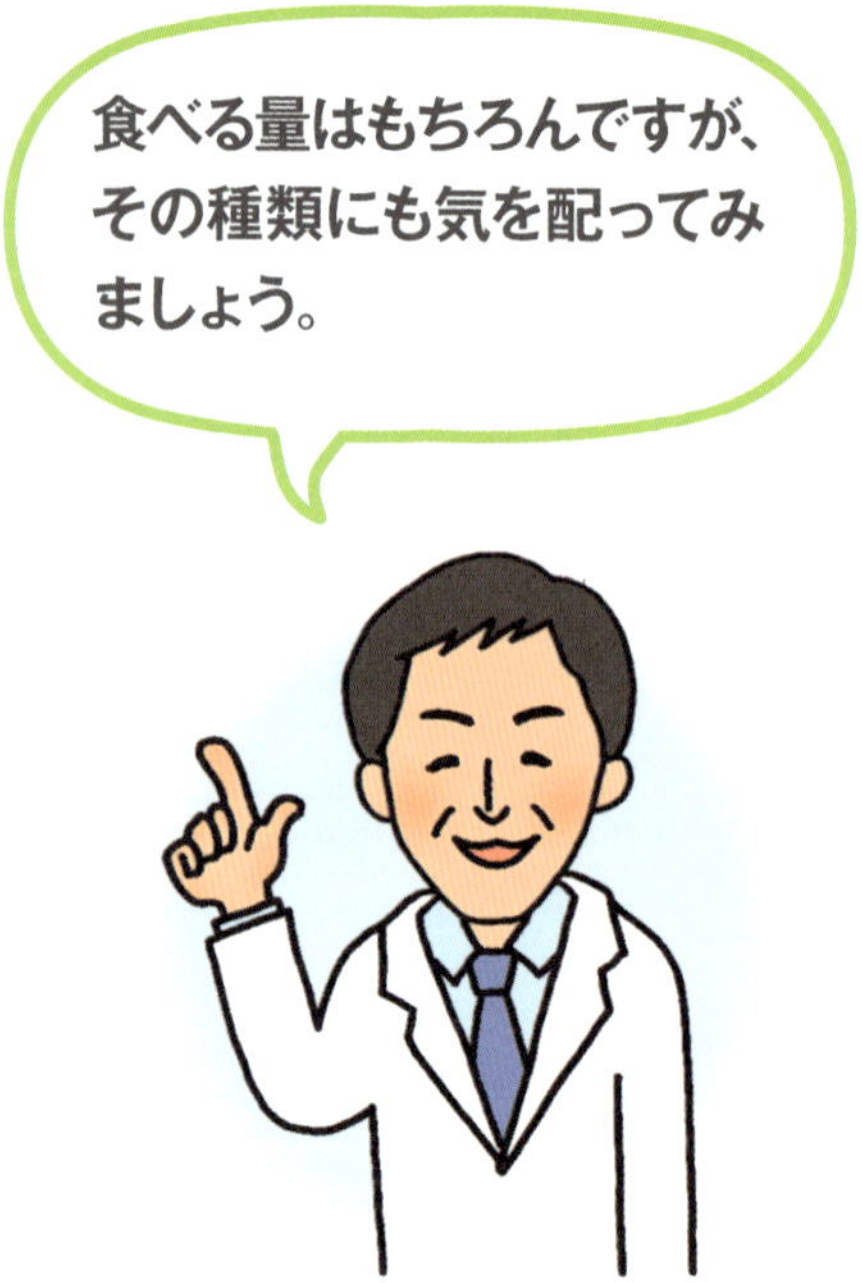
食べる量はもちろんですが、その種類にも気を配ってみましょう。

糖分は多くてもコレステロールを上げない和菓子

和菓子

体重をあまり気にしていない人は
和菓子がおすすめ！

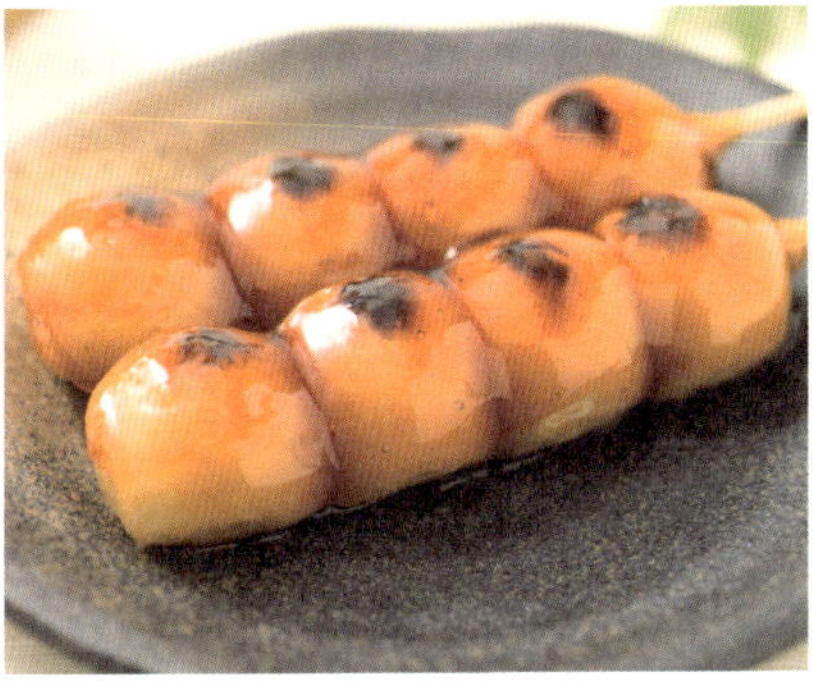

みたらし団子

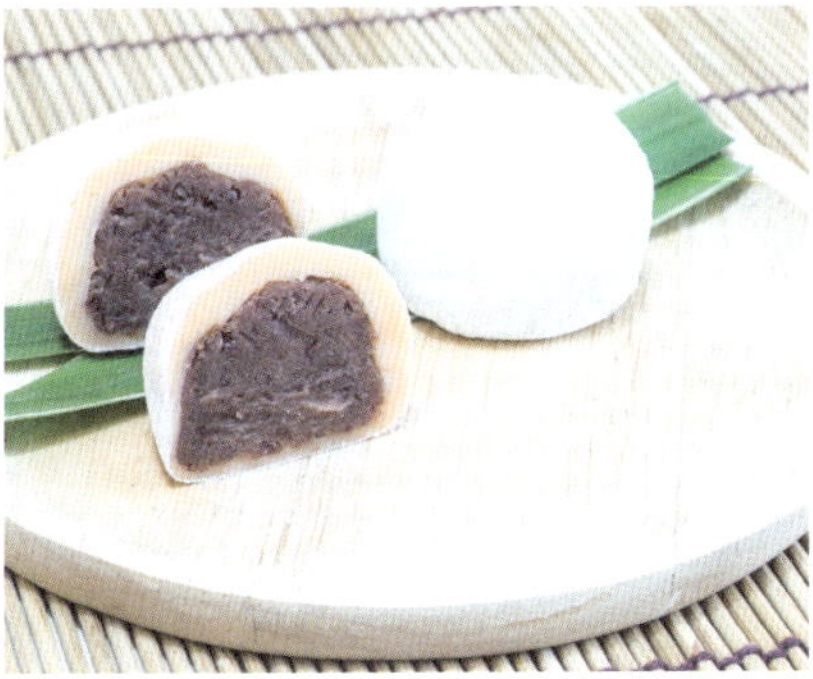

大福

洋菓子

飽和脂肪酸やトランス脂肪酸が多く、
LDL（悪玉）コレステロールを上げる！

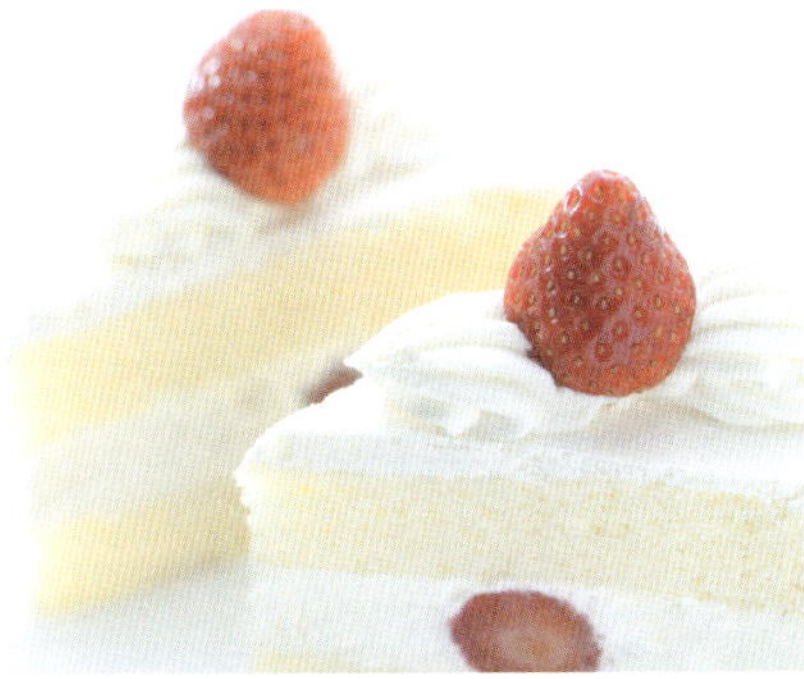

ケーキ

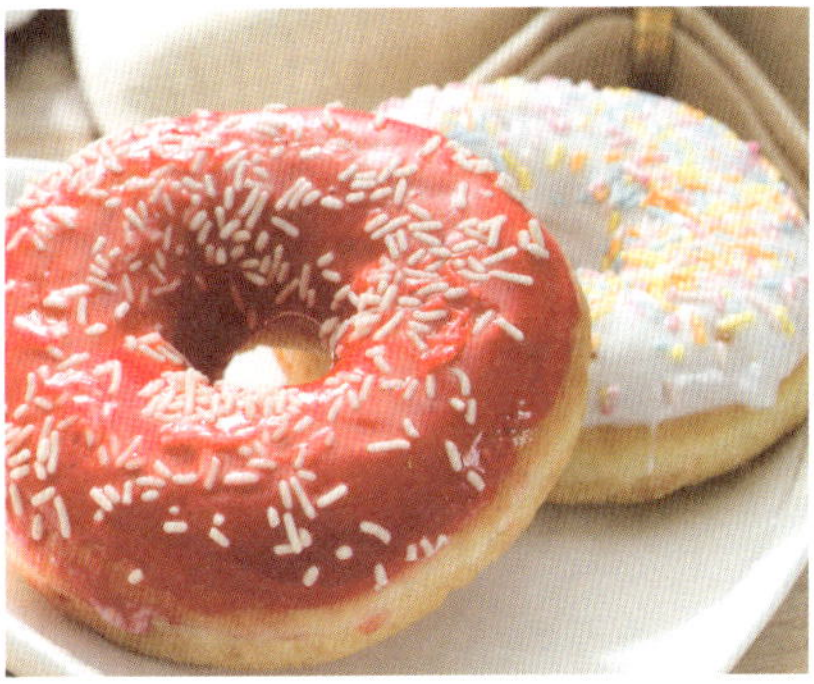

ドーナツ

法則
16

食べ物

低糖質食品も上手に活用

●低糖質の食品を選んで「糖質過多」を避ける

中性脂肪が上がる原因のひとつに、糖質のとりすぎがあります。なかでも甘いデザートや飲み物などの原料に使われる砂糖は「単純糖質」といい、腸からの吸収が早いうえに脂肪に合成されやすいので、摂取すればするほど脂肪として体内にたまっていきます。

また意外と見落としがちなのが、一般的にはヘルシーなイメージがある果物です。果物を甘くする果糖も「単純糖質」なので、中性脂肪を上げてしまいます。

中性脂肪を下げたいのであれば、なるべく低糖質の食品を食べるようにしましょう。糖質は主食や芋類などの炭水化物でしっかりとまかなわれるので、不足を心配する必要はありません。

また飲み物では水やお茶、無糖のコーヒーなどを飲むとよいでしょう。清涼飲料水は意外と糖質が多いので注意してください。

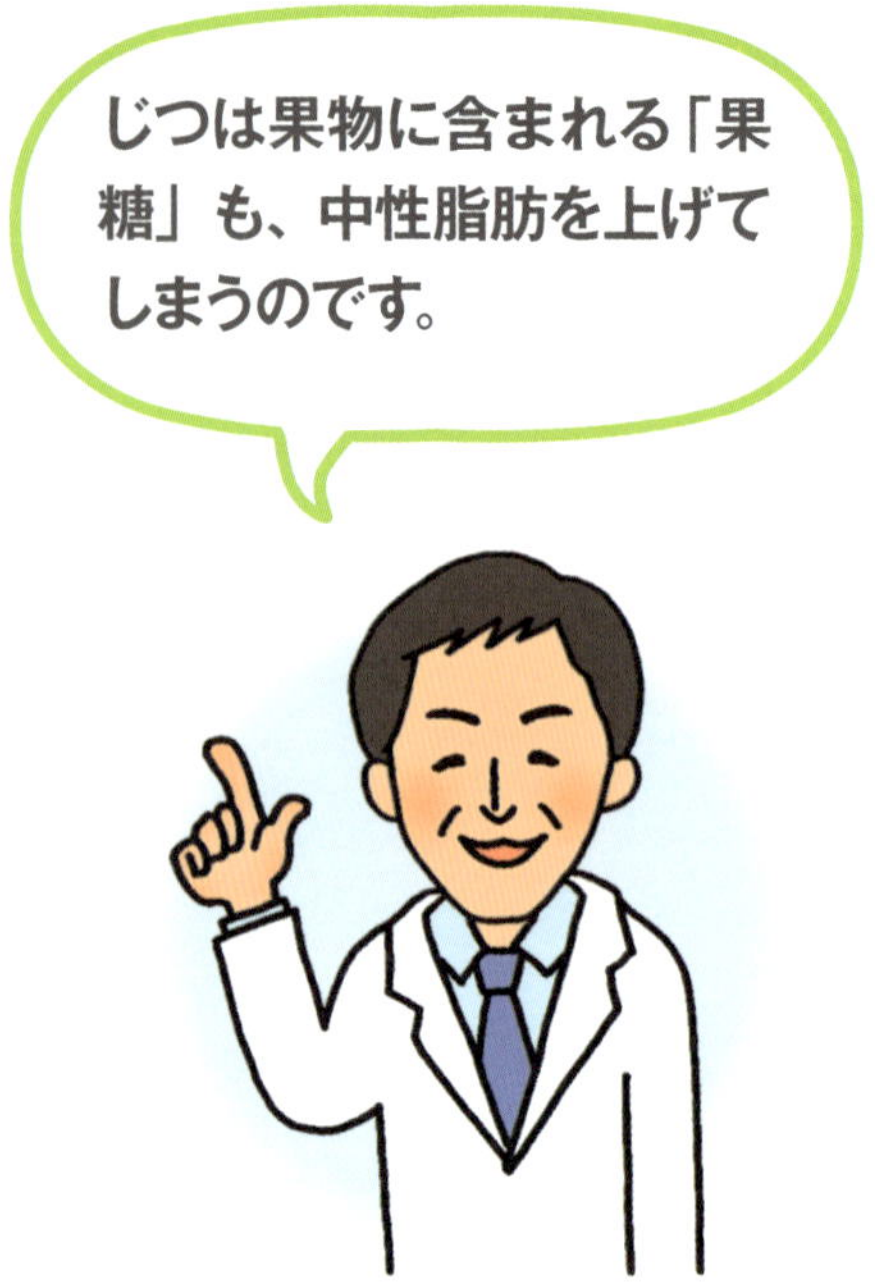
じつは果物に含まれる「果糖」も、中性脂肪を上げてしまうのです。

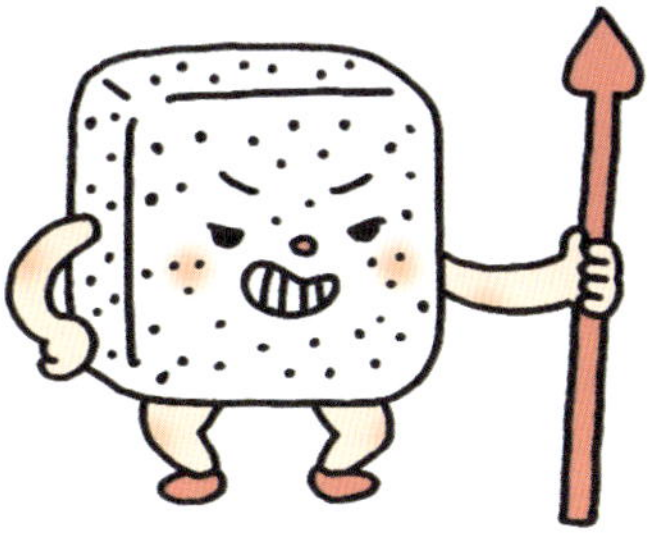

中性脂肪の本当の敵は糖分！

スイーツの原料に使われる砂糖は脂肪になりやすい！

↓

低糖質食品がおすすめ！

飲み物でおすすめなもの

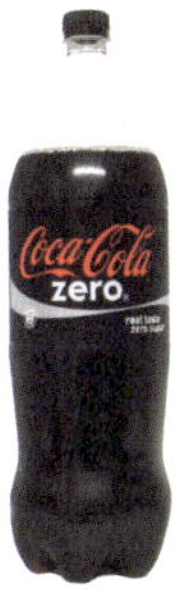

糖質0のドリンク

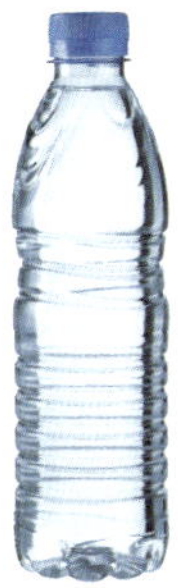
水

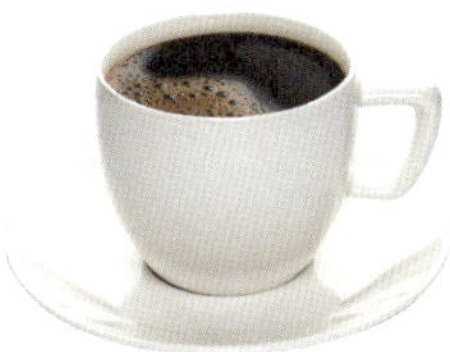
ブラックコーヒー

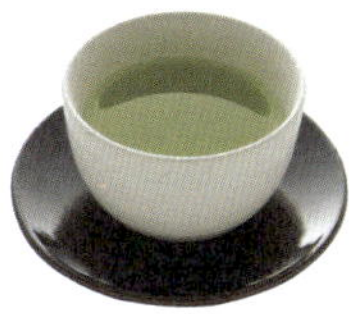
お茶

清涼飲料水が飲みたいときはカロリー0のものを選びましょう！

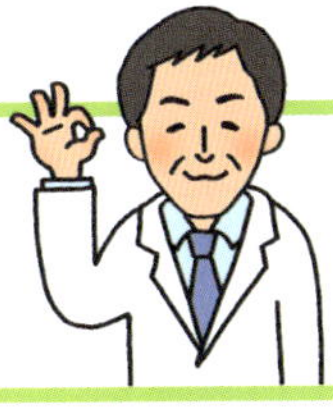

食べ物

法則 17

粉物の主食は2食以上続けない

けて粉物を食べるのもよくありません。栄養が偏り糖質過多になるので、粉物を食べたら次は別のものにするなど、帳尻を合わせるようにしましょう。

小麦粉食品のとりすぎには注意

ご飯や麺類、パンなどの炭水化物は、お菓子や果物に比べると中性脂肪になりにくいですが、消化されて糖質として吸収されるので注意が必要です。

糖質は大事なエネルギー源ですが、摂取しすぎると消費が間に合わず、脂肪として体内に蓄積されてしまいます。特にパンや麺類、お好み焼きなど小麦粉が主原料のものだと単品で食べることが多いので、栄養が偏りがちになります。ですから、パンやパスタを注文するときは野菜やスープなどをプラスしたり、野菜がたくさん入っている麺類を注文するなど、炭水化物だけにならないようにしましょう。

また昼間にパンで夜はパスタを食べるなど、2食続

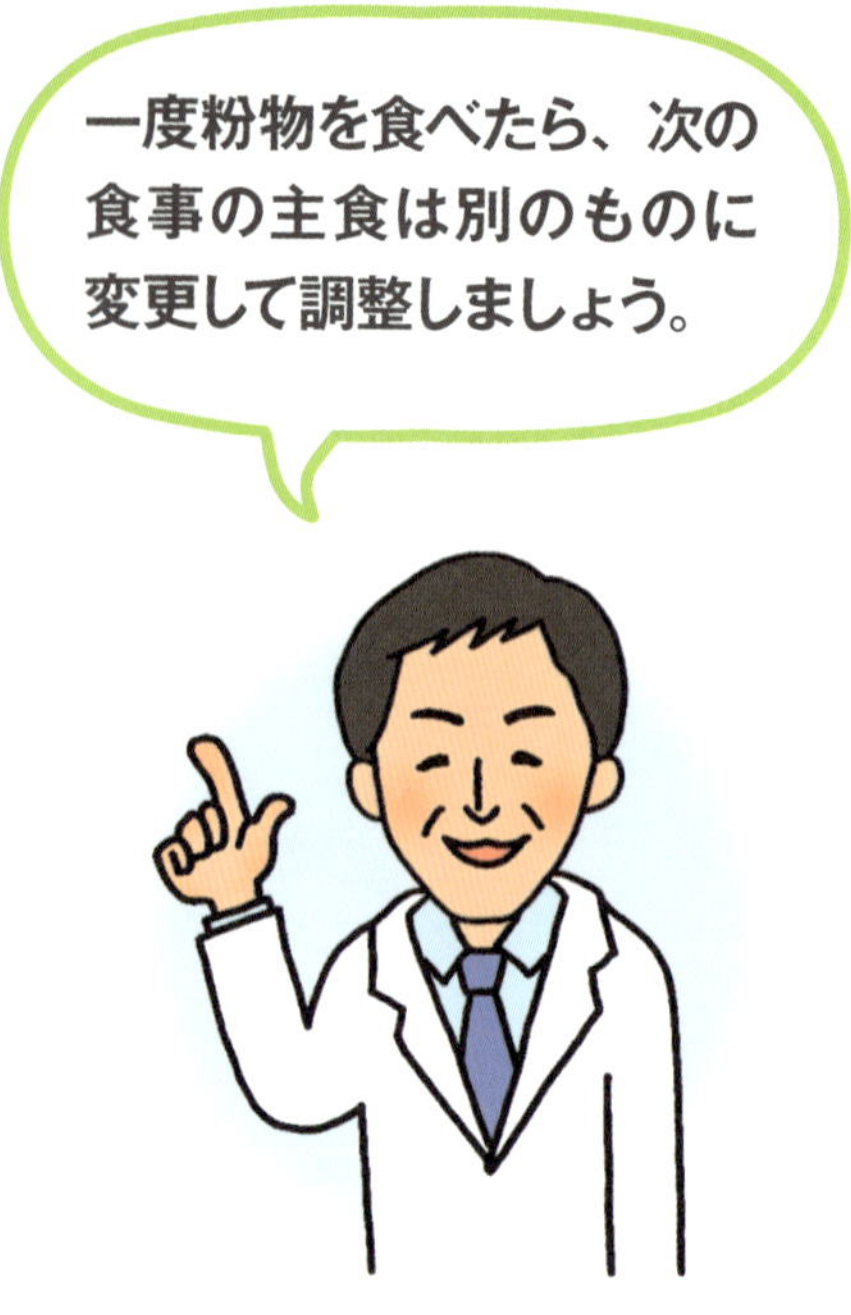
一度粉物を食べたら、次の食事の主食は別のものに変更して調整しましょう。

✕ 中性脂肪値が高い人の一日の食事例

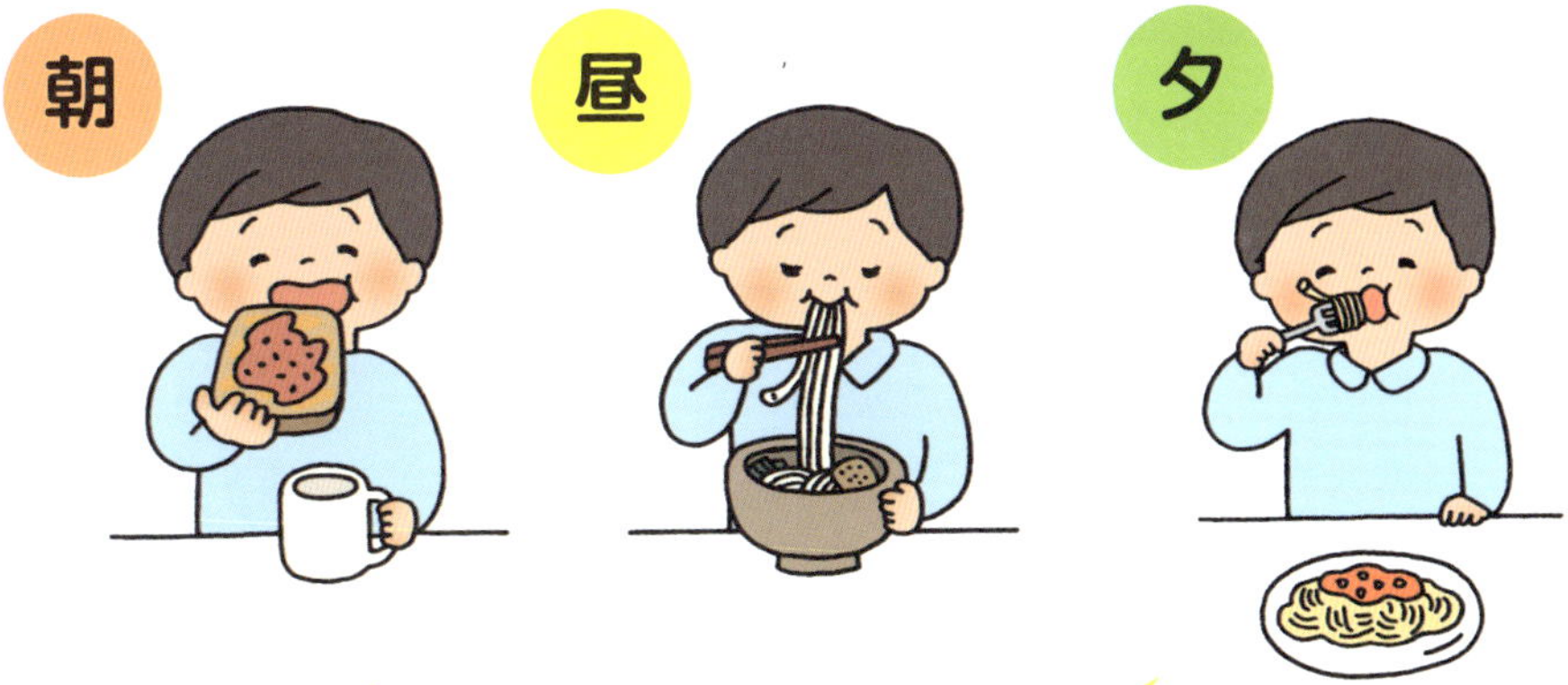

小麦粉を使った食品は
2食以上続けて食べると
脂肪となって体内に蓄積される！

○ 中性脂肪を抑える一日の食事例

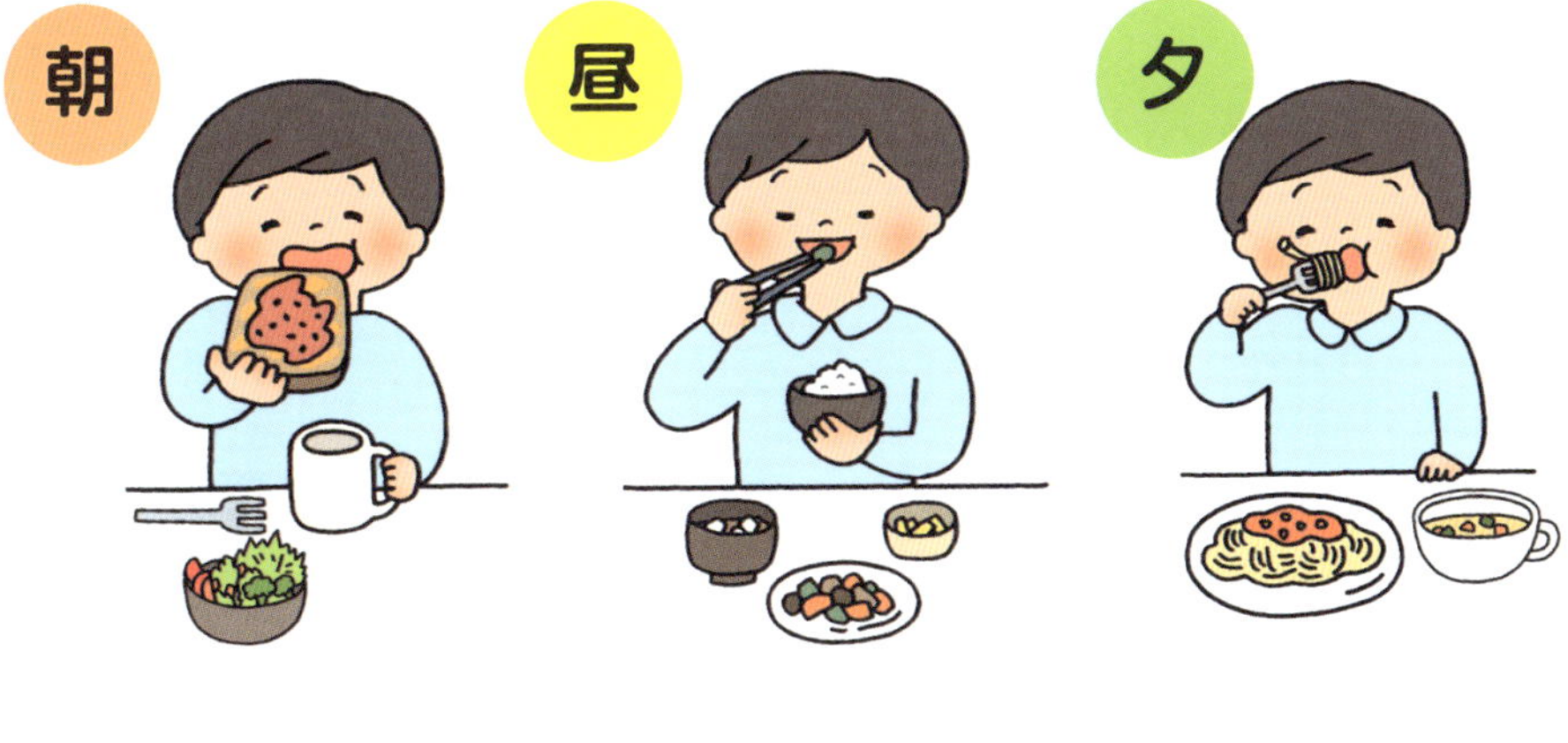

法則
18

食べ物

お酒との付き合い方に気をつける

●お酒を飲むときは「適量」を心がける

中性脂肪は糖質だけでなく、アルコールを摂取しても上がります。飲みすぎると、肝臓で中性脂肪が合成されてしまうのです。

だからといって、お酒の席を毎回断るわけにはいきません。そこで、飲み会の序盤ではあえて自分が苦手なお酒を注文し、ペースを落として〝飲みすぎ〟を避けるようにするのもひとつの手です。

お酒の適量は人によってそれぞれ異なりますが、左ページの表の数値が大体の目安。「酒は百薬の長」という言葉がありますが、適量を飲めばＨＤＬ（善玉）コレステロールが上がり、血行がよくなって心臓病の予防になるなど、体にとってよい〝薬〟になります。

なかでも、抗酸化作用のあるポリフェノールが含まれる赤ワインはおすすめ。ただし、中性脂肪の数値に問題がある人は適度に休肝日を設けてください。

過剰な飲酒で脳の抑制が利かなくなると、暴飲暴食を招きかねません。

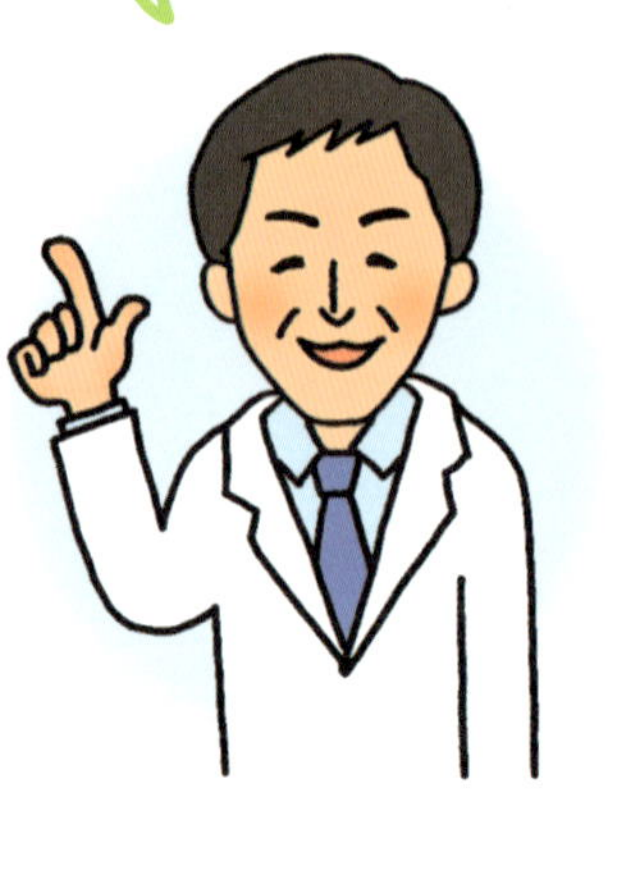

外食したときによくありがちなパターン

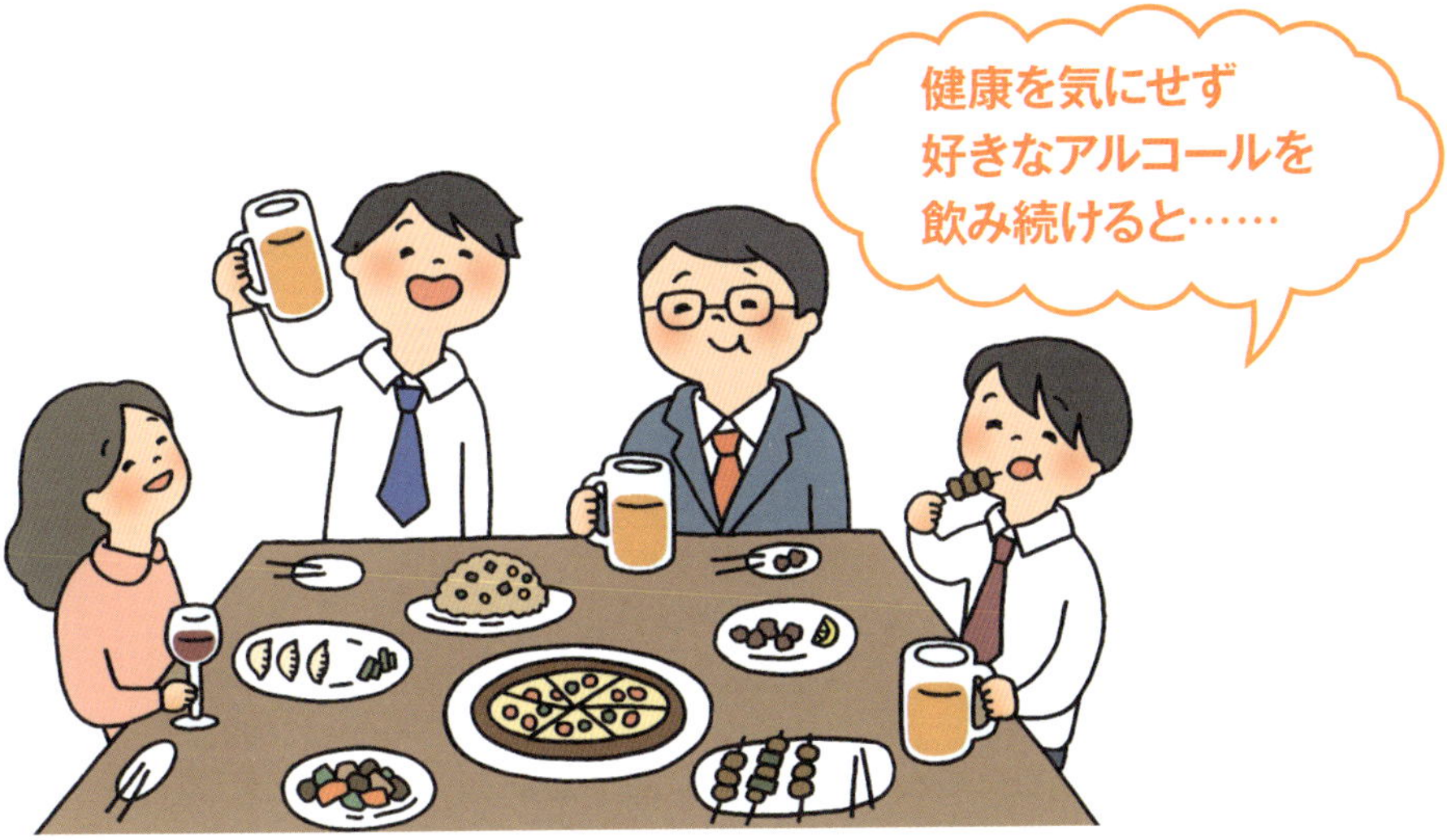
健康を気にせず
好きなアルコールを
飲み続けると……

肝臓で中性脂肪が過剰に作られる

一日のお酒の目安量

アルコールの種類 ※（　）内はアルコール度数	適量
ビール（5%）	中ビン１本（500mℓ）
日本酒（12～14%）	１合（約180mℓ）
焼酎（20～25%）	0.6合（約108mℓ）
ワイン（11～14%）	グラス２杯（240mℓ）
ウイスキー（40～43%）	シングル２杯（60mℓ）

最初はわざと自分の嫌いなお酒を
注文してペースを抑えるなど
自分なりに工夫して飲むようにしましょう。

ポイント　赤ワインは比較的OK！

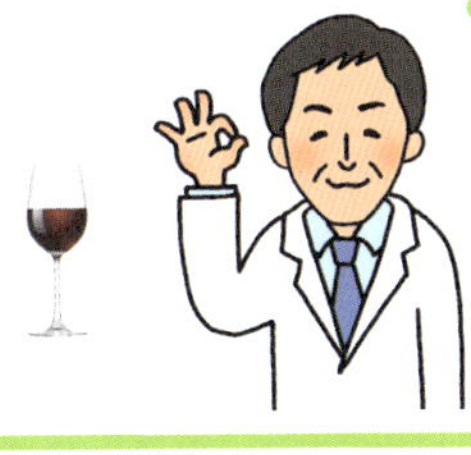

食べ物

法則 19

お酒のおつまみはヌル・ネバ系をチョイス

●脂肪・糖質が少ない低カロリーの食材が◎

アルコールは食欲を刺激し、自制心を緩めます。特に居酒屋には魅力的なメニューが多く、高カロリーのおつまみについ手を出してしまうもの。しかし、アルコールと同時に脂肪や糖質をとると、アルコールが先にエネルギーに変わってしまい、食べたものがエネルギーとして消費されず、脂肪として蓄積されやすくなります。

とはいえメニューは高カロリーなものばかりではないはず。そんなときは山芋やオクラ、海藻といった低カロリーでヌルヌル・ネバネバした食材を使った料理を注文しましょう。ヌルヌル・ネバネバ系は腸から吸収される脂肪や糖質を抑えてくれるので、コレステロール値や中性脂肪値が高い人にはおすすめです。

ほかにも野菜スティックや枝豆などは脂質や糖質が少なく、カロリーも低くておすすめです。

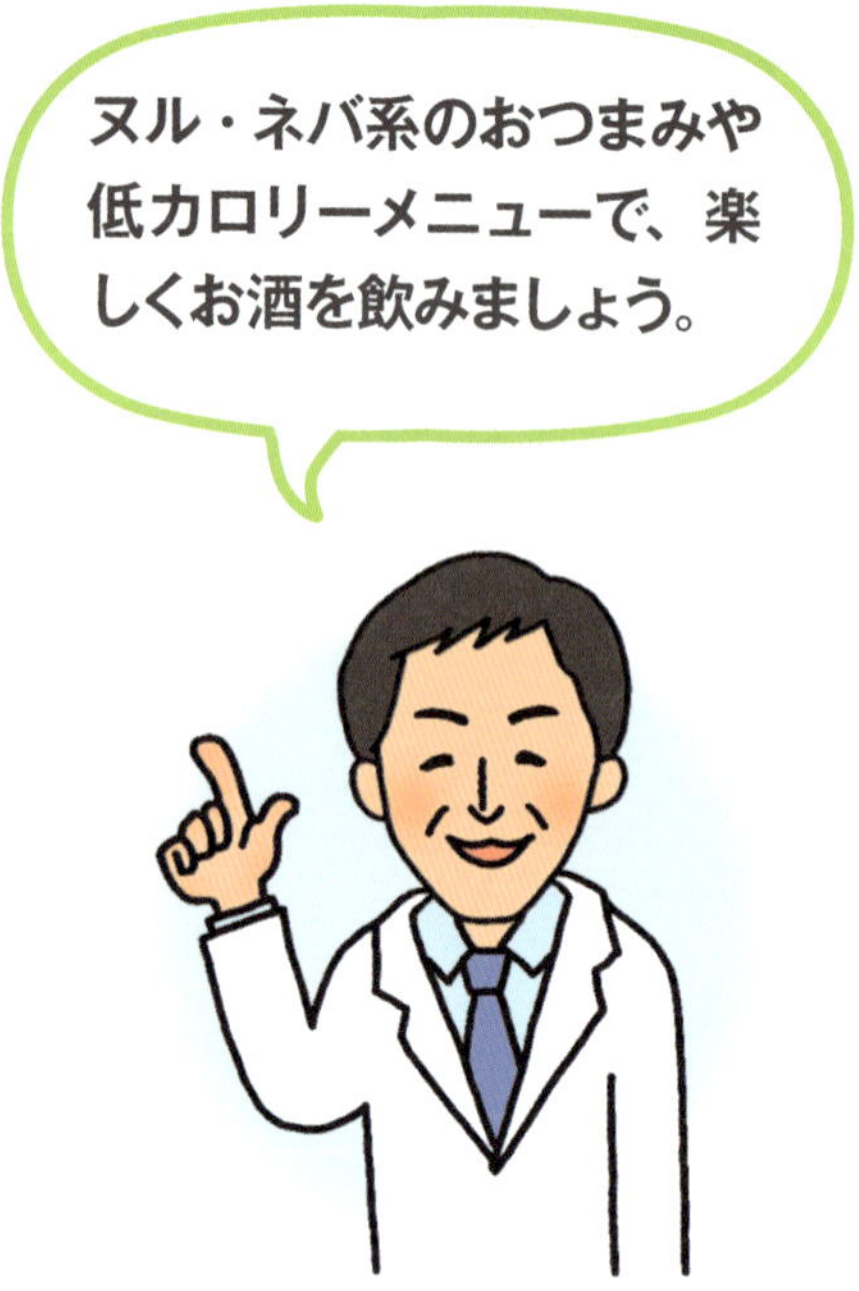
ヌル・ネバ系のおつまみや低カロリーメニューで、楽しくお酒を飲みましょう。

脂肪や糖質の吸収を抑える食材

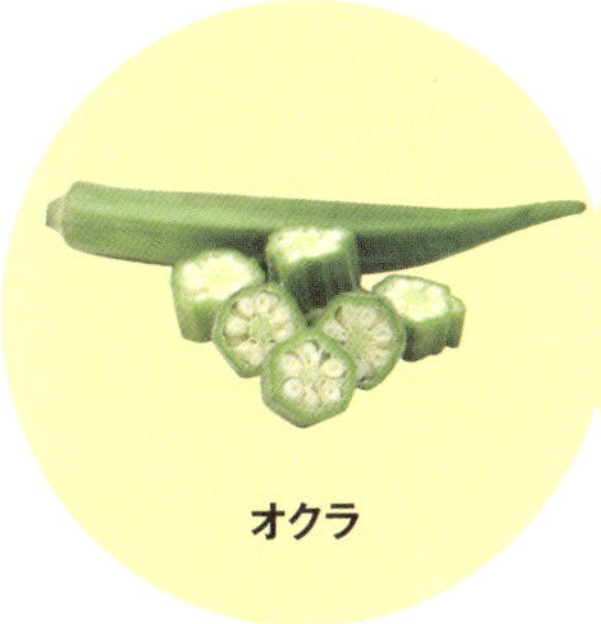
オクラ

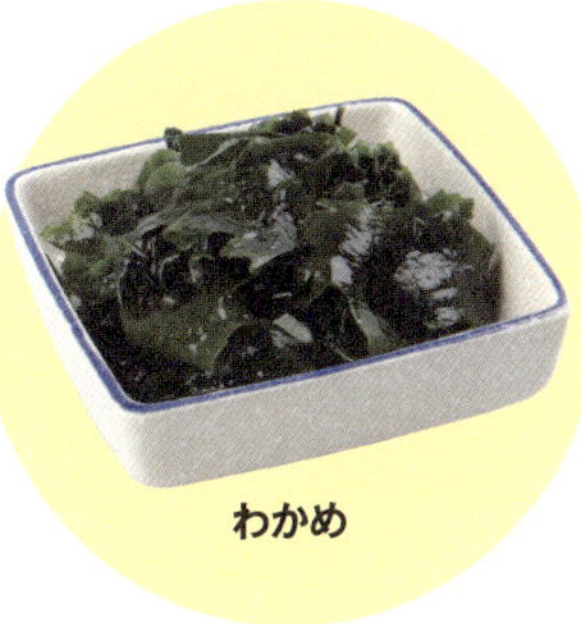
わかめ

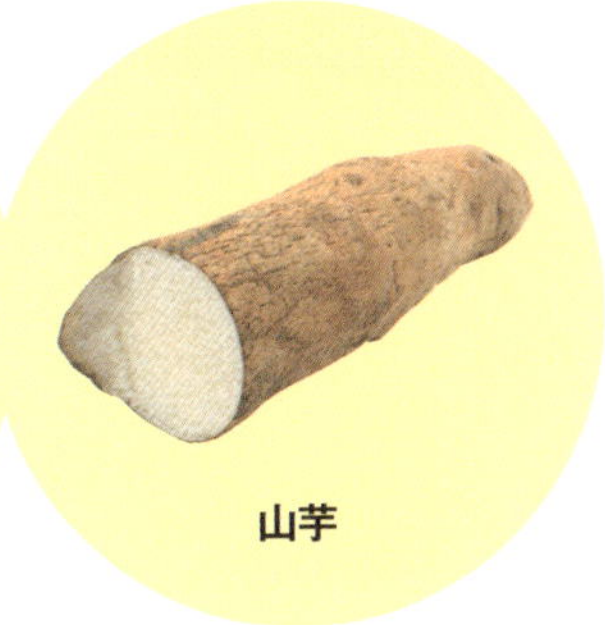
山芋

ポイント
- ヌルヌルしているもの
- ネバネバしているもの

ほかにおすすめなおつまみはコレ！

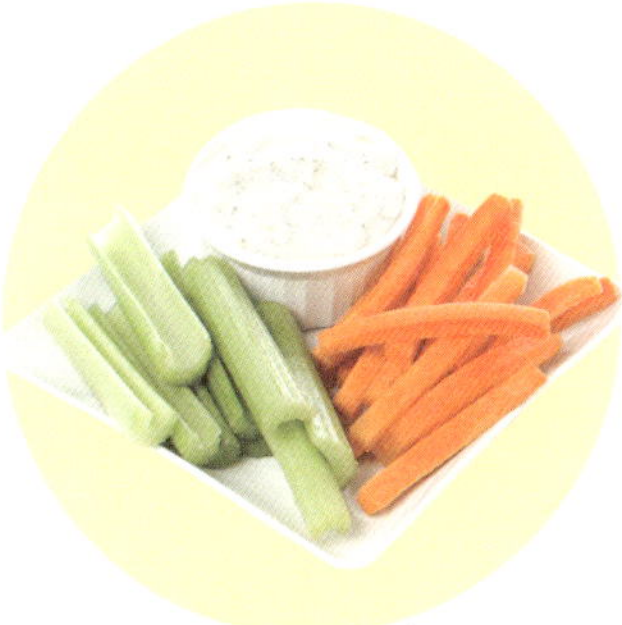
野菜スティック

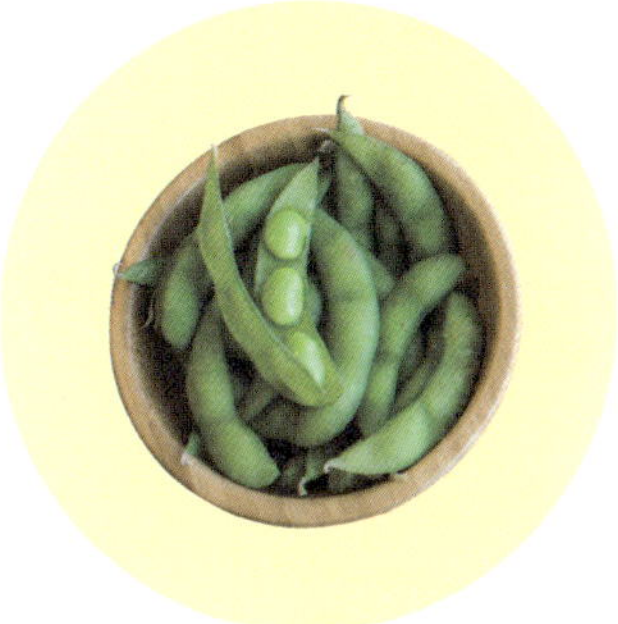
枝豆

野菜スティックや枝豆なら多くの居酒屋にあるので、注文しやすいでしょう。

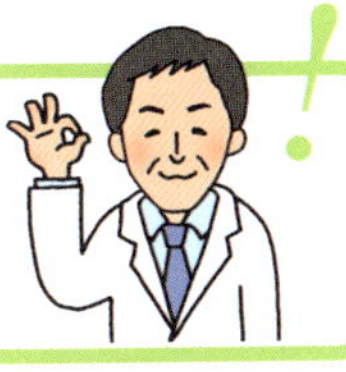

CHECK!

食べ物

オメガ3って効果があるの？

オメガ3とは？

脂肪酸	飽和脂肪酸	常温固体	パルミチン酸など……おもに動物性脂肪。 LDL（悪玉）コレステロールを上げる。
	不飽和脂肪酸	常温液体	オメガ3　EPA、DHA……　魚油 α-リノレン酸……　亜麻仁油、えごま油 LDL（悪玉）コレステロール、中性脂肪を下げる。 オメガ6　リノール酸……おもに植物油 LDL（悪玉）コレステロールを下げるがHDL（善玉）コレステロールも下げる。 オメガ9　オレイン酸……　オリーブオイル、キャノーラ油 LDL（悪玉）コレステロールを下げる。
	トランス脂肪酸	常温固体	植物油を加工したもの LDL（悪玉）コレステロールを上げ、HDL（善玉）コレステロールを下げる。

オメガ3は不飽和脂肪酸に分類される

●体にさまざまな益をもたらす「オメガ3」

脂肪の主成分である脂肪酸は、LDL（悪玉）コレステロールを上げる「飽和脂肪酸」と、下げる「不飽和脂肪酸」に分けることができます。さらに、不飽和脂肪酸は化学構造の違いから「オメガ3」「オメガ6」「オメガ9」に分類することができます。

このうちオメガ9（オレイン酸）は「一価不飽和脂肪酸」といい、食べ物から摂取するほか、体内で合成することもできます。オメガ9を含む油にはオリーブオイルやキャノーラ油などがあります。

一方、オメガ3とオメガ6は「多価不飽和脂肪酸（必須脂肪酸）」と呼ばれ、体内で作り出すことができず、食事などで摂取しなければなりません。

どんな効果があるの？

- LDL（悪玉）コレステロールを下げる
- 中性脂肪を下げる

↓

脂質異常症をはじめ、動脈硬化や心筋梗塞などの生活習慣病を予防してくれる

オメガ3を含む食材

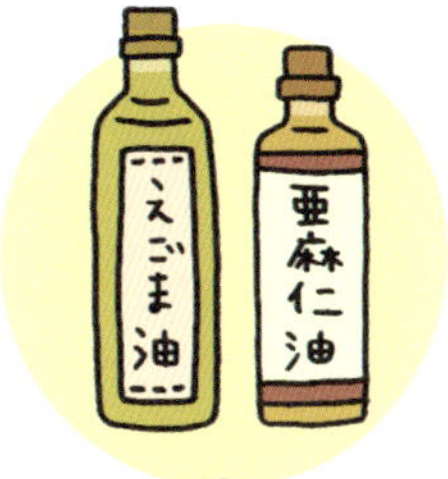

油

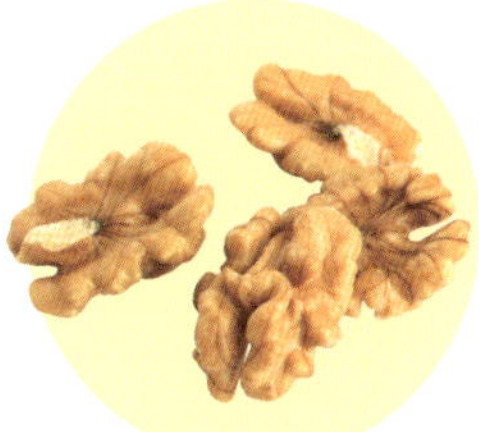

クルミ

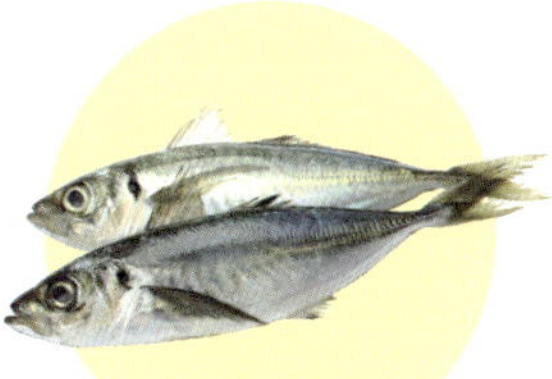

青魚

オメガ6（リノール酸）が含まれる油にはコーン油、ごま油、ひまわり油などがあり、かつてはコレステロールを下げる食品として扱われていました。しかし、現在では過剰摂取によりアレルギーやがんを誘発するリスクが指摘されているため、不飽和脂肪酸だからといって油断は禁物です。また、酸化されやすいので、古いサラダ油などは捨てるようにしましょう。

そして、もうひとつの必須脂肪酸であるオメガ3（α-リノレン酸）を含む油には、亜麻仁油《あまにゆ》などがあります。このほか青魚に含まれるＤＨＡやＥＰＡもオメガ3の不飽和脂肪酸。また、大豆やクルミ、えごま油などからも摂取できます。

じつはオメガ3も酸化しやすいのですが、オメガ6と比べるとそれほど心配はありません。オメガ3には中性脂肪を下げる、ＬＤＬ（悪玉）コレステロールを下げる、血液をサラサラにする、脳を活性化させる、骨の健康維持などさまざまな効果があるので、脂質異常症のほか、動脈硬化や心筋梗塞などの生活習慣病予防にも効果的です。

食べ物

法則20

メニュー選びの合言葉は「サカナスキネ」

●体にとってどれもいいことずくめの食材

ここでは、数ある食材のうち、コレステロールと中性脂肪を下げるのにもっとも効果のある代表的な食材を紹介します。全部で6種類ありますが、わかりやすいフレーズで覚えてください。それは、「サカナスキネ」です。それぞれの頭文字の意味は次のとおりです。サ＝魚（青魚）、カ＝海藻、ナ＝納豆（大豆類）、ス＝お酢、キ＝キノコ、ネ＝ネギ類。

「魚」のうち、特に青魚はEPAという体内の中性脂肪を下げる成分を含み、動脈硬化に効果的です。酸化防止のために、なるべく生で食べるとよいでしょう。

「海藻」は食物繊維が豊富で、コレステロールを下げてくれます。また、酢の物にすると栄養の吸収が促進されるという相乗効果も得られます。

大豆製品のひとつ、「納豆」に含まれるナットウキナーゼという酵素は、血液をサラサラにするため生活習慣病の予防に効果大。もちろん、そのほかの大豆製品もおすすめです。

「お酢」は、食べ物が胃のなかにとどまる時間を長くしてくれます。そのため、腸からの糖分や脂肪の吸収を遅らせることができるのです。

「キノコ」は海藻と同じく食物繊維が豊富。ビタミンやミネラルも多く含み、なおかつ低カロリーです。

「ネギ類」には玉ネギやニラ、にんにく、らっきょうが含まれ、活性酸素による体の酸化を防いでくれます。

64ページからはこれら「サカナスキネ」を使ったレシピを紹介していきます。

サ ＝魚（青魚）

青魚には、中性脂肪を下げる「EPA」という成分が含まれている。

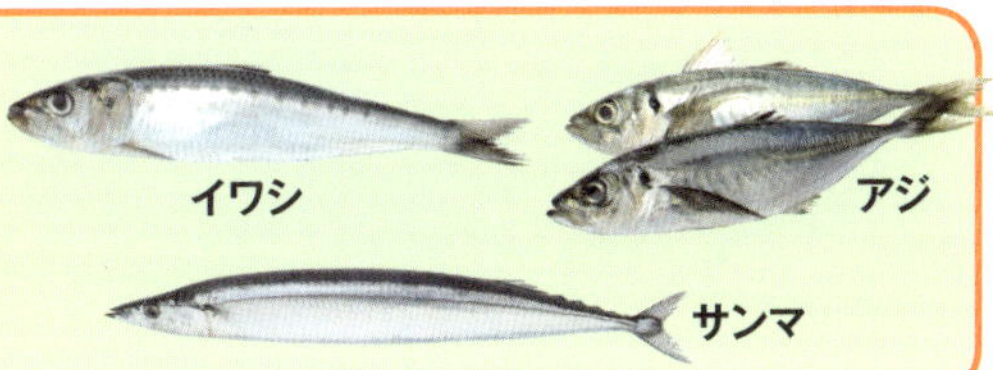
イワシ
アジ
サンマ

カ ＝海藻

海藻は食物繊維が豊富で、コレステロールを下げる。

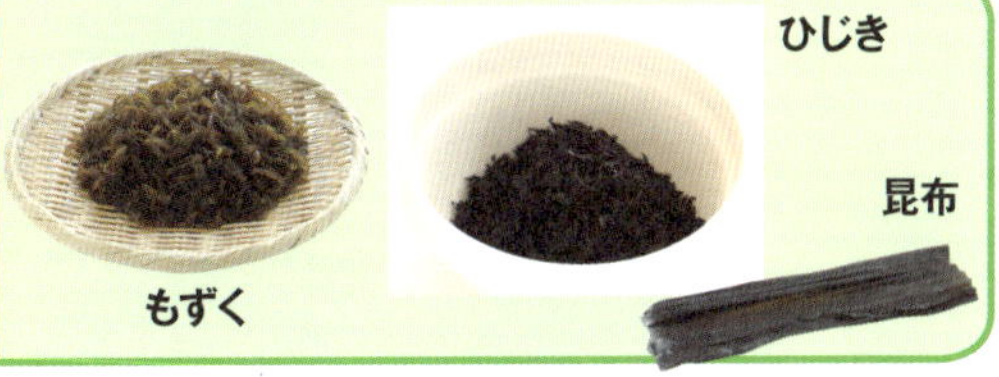
ひじき
昆布
もずく

ナ ＝納豆（大豆類）

いちばん優れているのは納豆。脂質異常症の改善に効果的。

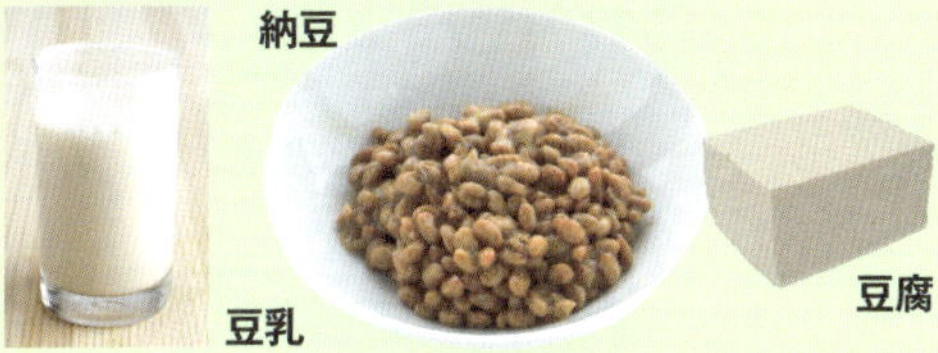
納豆
豆乳
豆腐

ス ＝お酢

腸からの糖分や脂肪の吸収を遅らせる。

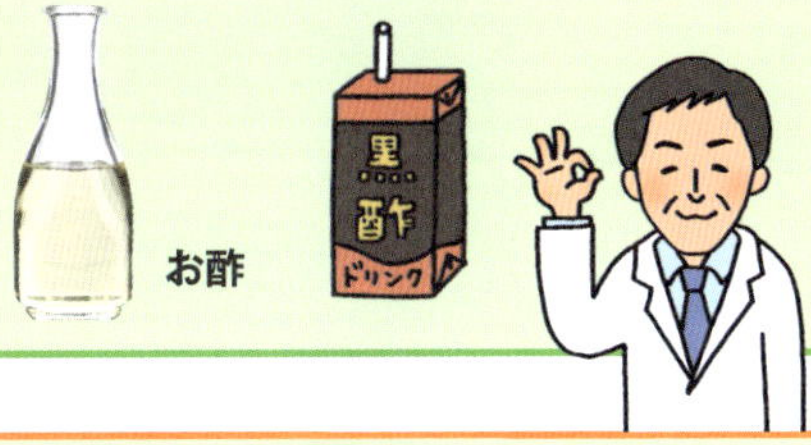
黒酢
ドリンク
お酢

キ ＝キノコ

食物繊維だけでなく、ビタミンやミネラルも多い低カロリー食材。

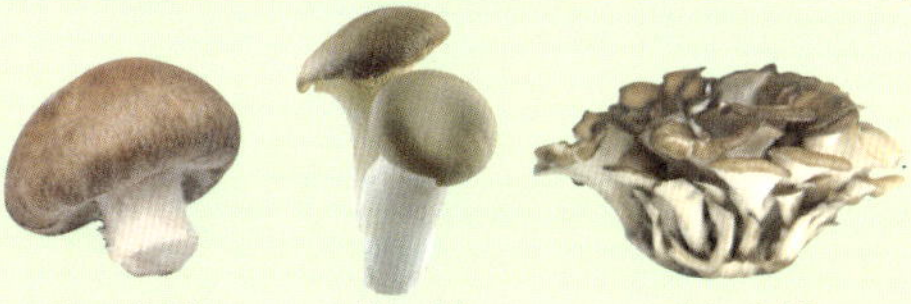
しいたけ
エリンギ
まいたけ

ネ ＝ネギ類

ネギは抗酸化作用のある硫化アリルが含まれ、LDL（悪玉）コレステロールが酸化するのを防ぐ。

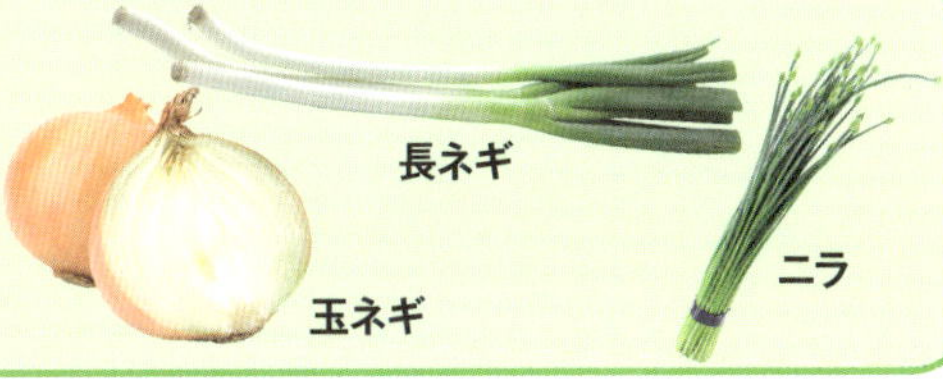
長ネギ
ニラ
玉ネギ

「サカナスキネ」食材を使った簡単レシピ

サ

イワシのマリネ

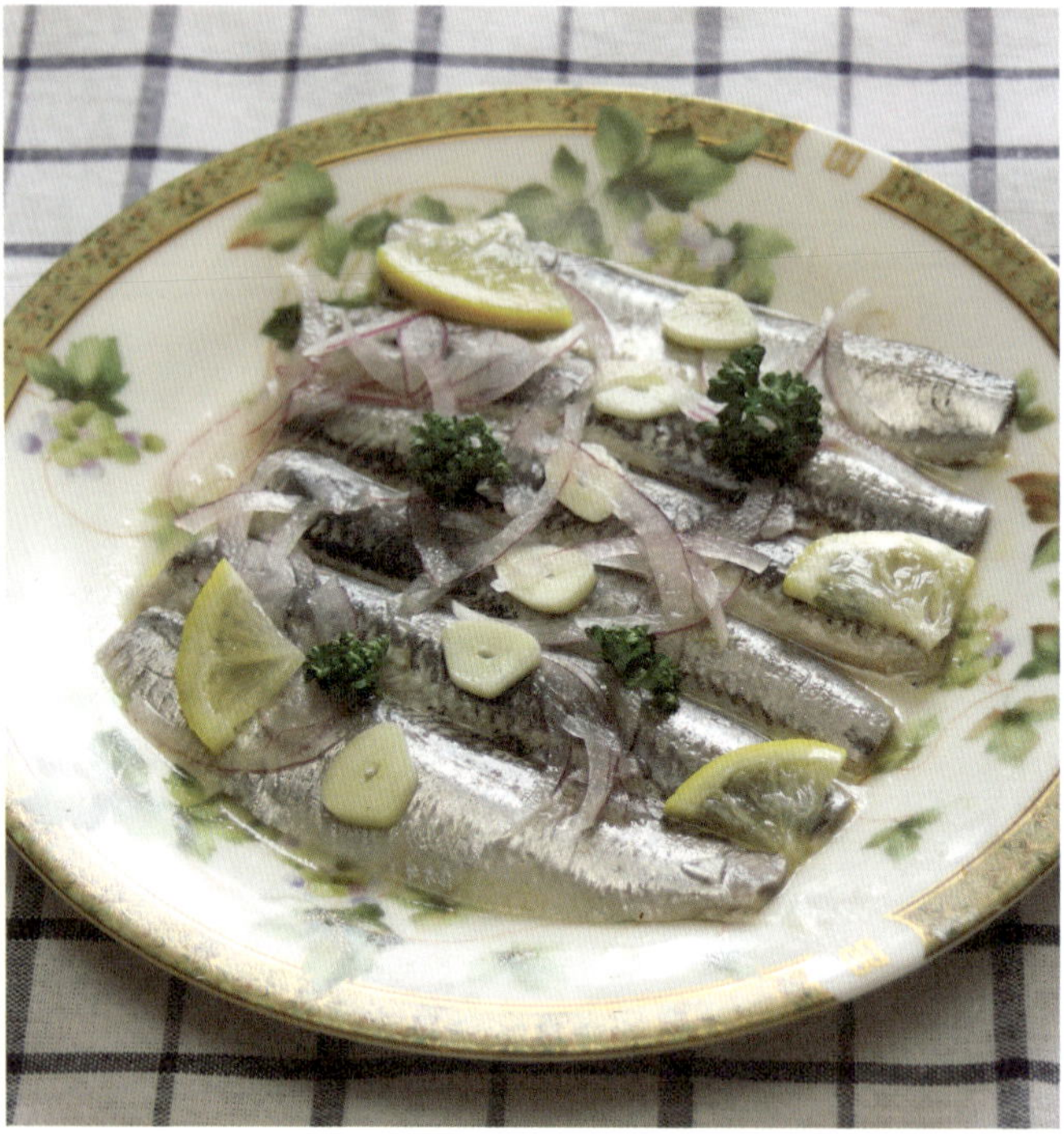

作り方

❶イワシは三枚におろす。
❷Aを合わせ、マリネ液を作る。
❸赤玉ネギは薄切りにして水にさらし、にんにくとレモンはスライスする。
❹①のイワシをバットに並べ、②のマリネ液を注ぐ。
❺④のイワシを皿に並べ、③とちぎったパセリを散らし、オリーブオイルをふりかける。

材料(2人分)

イワシ(新鮮なもの)･･･3尾
赤玉ネギ･･･1/2個
パセリ･･･適量
にんにく･･･適量
レモン･･･適量
オリーブオイル･･･大さじ1/3
A
- レモン汁･･･1個分
- ワインビネガー ･･･大さじ1/3
- 塩･･･小さじ１/2
- ローリエ･･･1枚

カ

海藻サラダ

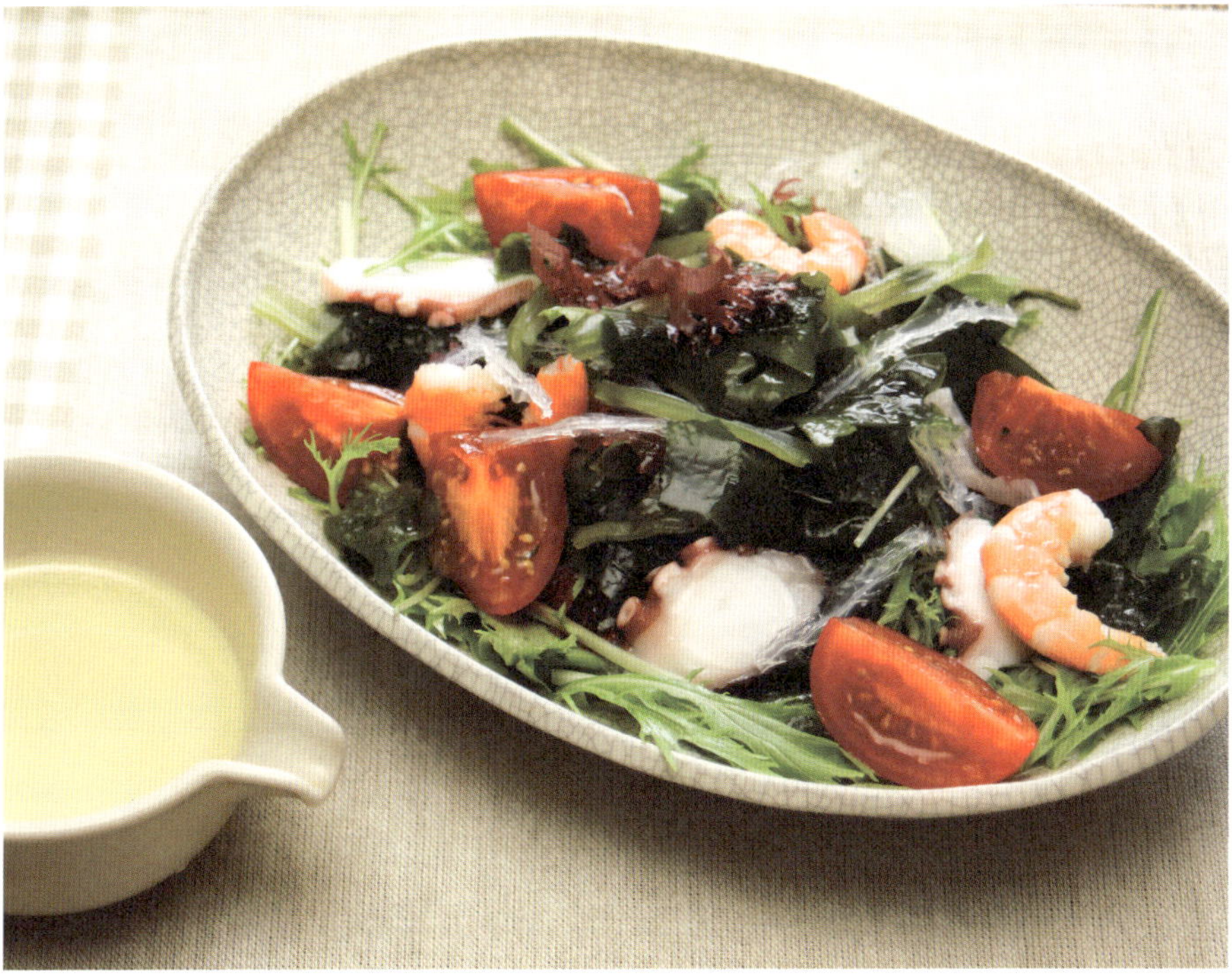

作り方

❶乾燥海藻をたっぷりの水に約10分浸して戻す。
❷タコは薄切りにし、エビはゆでておく。
❸水菜はざく切り、トマトは四つ割りにする。
❹器に水菜を敷き、水で戻した海藻をのせる。
❺タコとエビをのせ、トマトを散らす。
❻ボウルにAを入れて泡立て器でかき混ぜてドレッシングを作る。
❼食べる直前に⑥のドレッシングをかける。

材料(2人分)

乾燥海藻(わかめなど)･･･10ｇ
水菜･･･3束
ミニトマト･･･適量
タコ･･･適量
エビ･･･適量
A
サラダ油･･･大さじ2
酢･･･大さじ1
マヨネーズ･･･大さじ2
おろしにんにく･･･1かけ分
塩、こしょう･･･各適量

納豆の油揚げ包み焼き

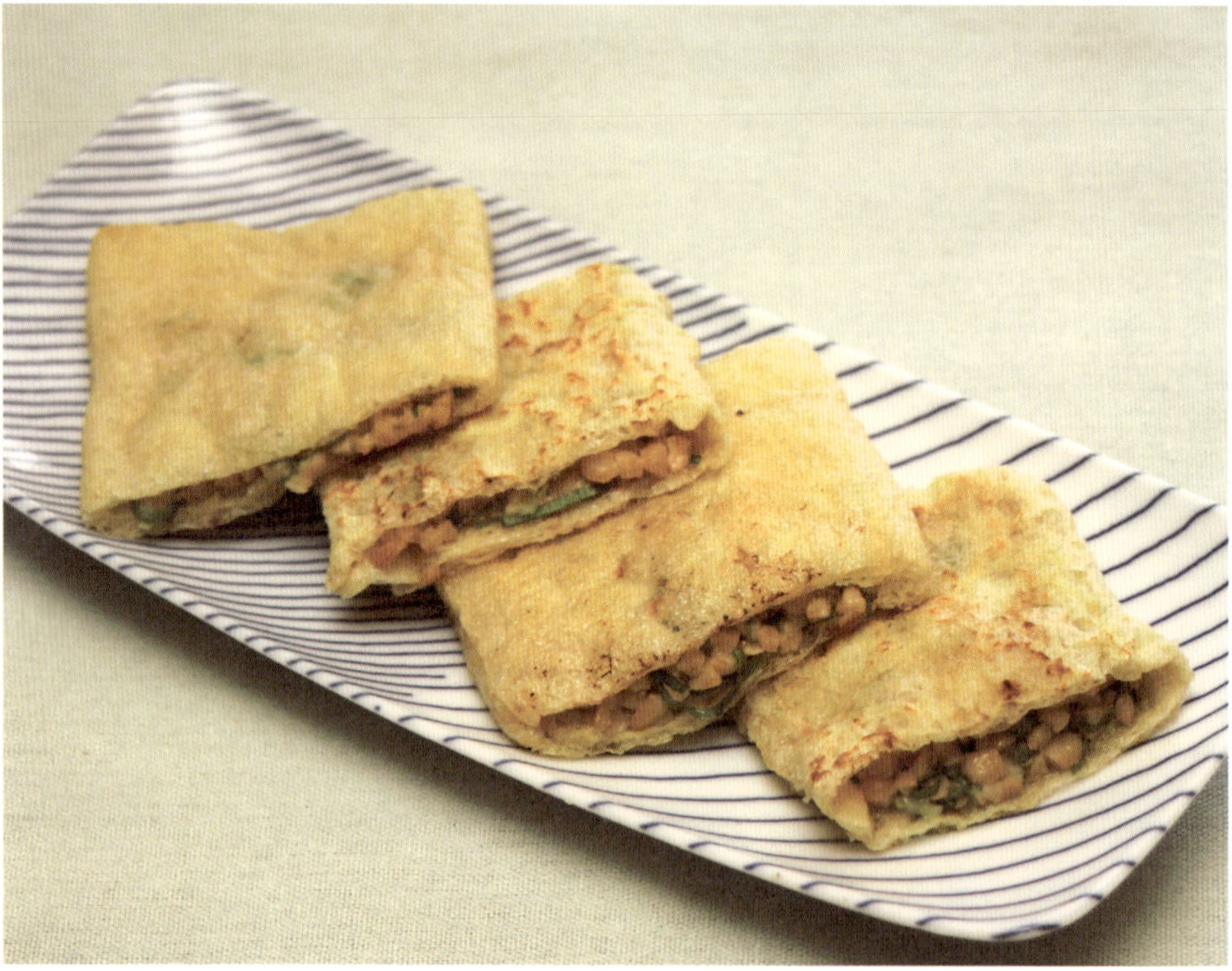

作り方

❶油揚げは半分に切る。白い方が表に出るようにひっくり返す。

❷青ネギは小口切りにし、ひきわり納豆に加え、ついているタレとともに、混ぜ合わせる。

❸袋状にした油揚げのなかに、②を入れる。

❹フライパンに薄くごま油をひき、③を表面がうっすら色づく程度に焼く。

材料(2人分)

ひきわり納豆・・・2パック
青ネギ・・・4 ～ 5本
油揚げ・・・2枚
ごま油・・・少々

ス

サンラータン

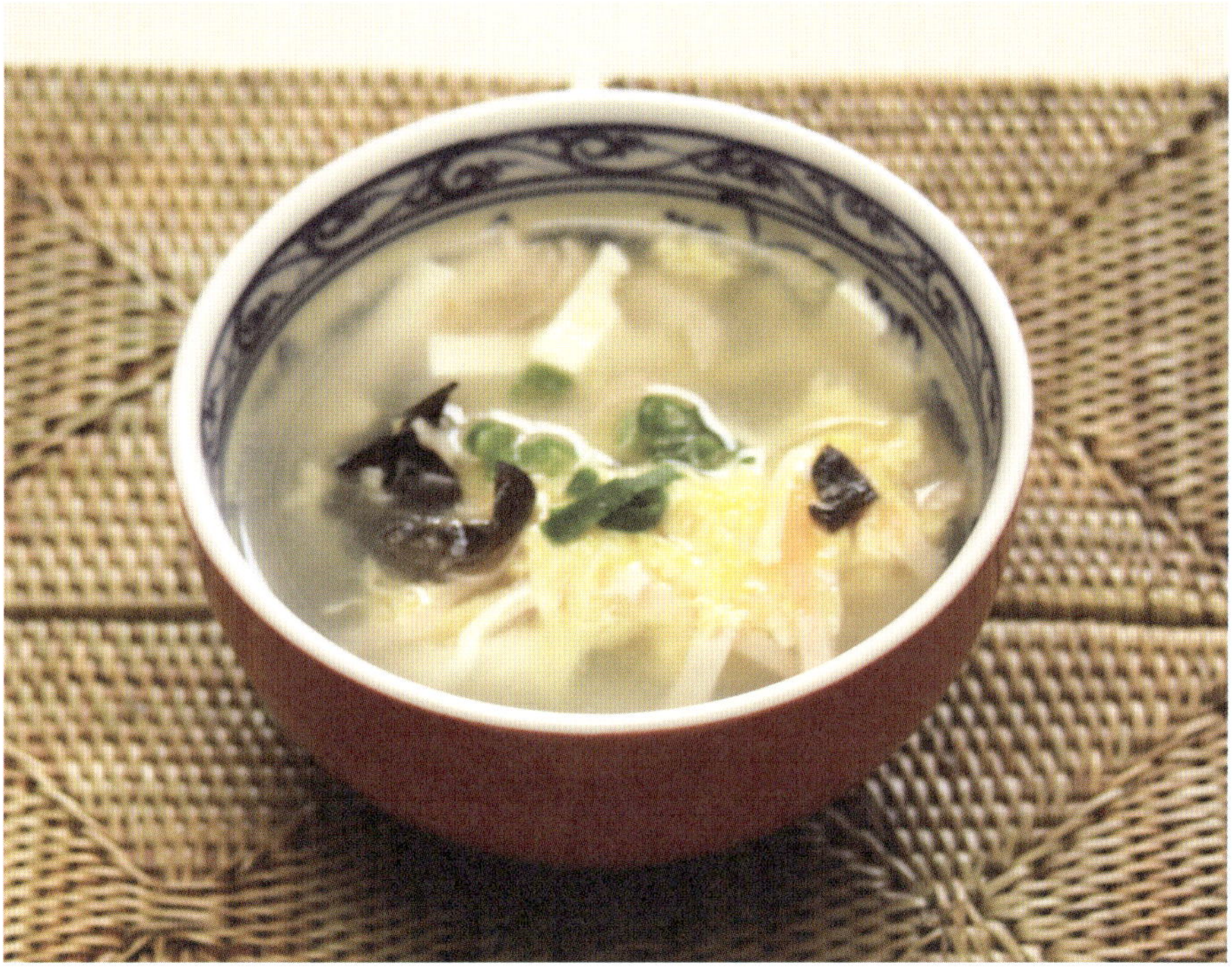

作り方

❶きくらげは水で戻して細切り、たけのこ、ハム、しいたけ、豆腐も細切りにしておく。
❷鍋に水3カップを沸かし、鶏がらスープのもとを入れ、①を全部入れて煮立たせ、酒、塩、しょうゆ、酢を加える。
❸水溶き片栗粉を入れ、溶いた卵を流し入れてかき混ぜ、塩、こしょうで味を調える。
❹小口切りにした青ネギを散らす。

材料(4人分)

きくらげ･･･4枚　たけのこ･･･小1/2個
ハム･･･2枚　しいたけ･･･2個
豆腐･･･1/2丁　卵･･･1個
鶏がらスープのもと･･･大さじ1
酒･･･大さじ2　しょうゆ･･･大さじ1
酢･･･大さじ2　塩、こしょう･･･各適量
青ネギ･･･適量
水溶き片栗粉（片栗粉小さじ1を水小さじ2で溶いたもの）

キノコのオリーブオイル炒め

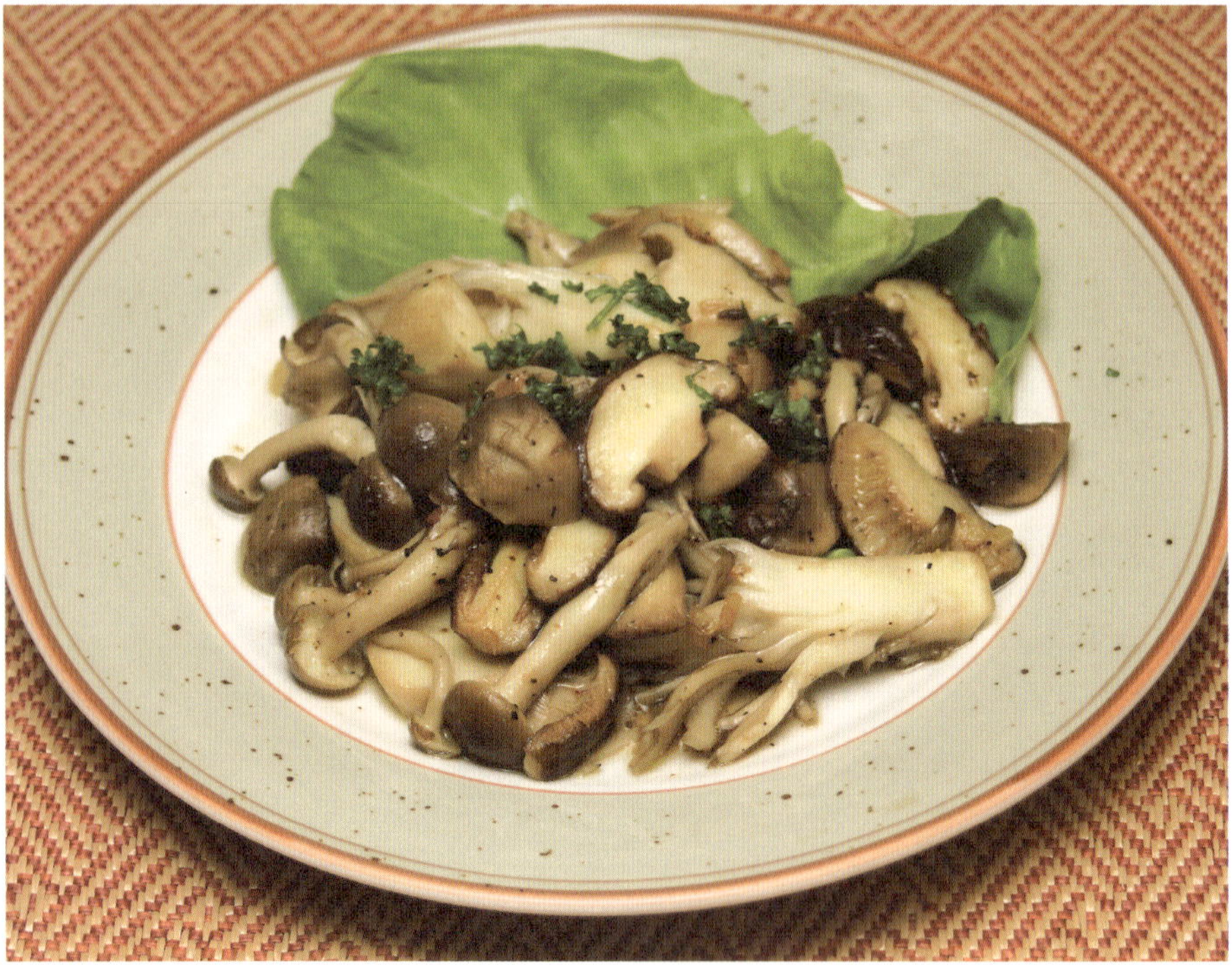

作り方

❶キノコはそれぞれ食べやすい大きさに切る。
❷にんにくは芯をとってみじん切りにする。
❸赤唐辛子は種をとっておく。
❹フライパンにオリーブオイルを熱し、②と③を炒め、香りが出てきたら赤唐辛子をとり出す。
❺④にキノコを入れ、中火で炒める。
❻火が通ったら、塩、こしょうで味を調え、サラダ菜を敷いた器に盛り、ちぎったパセリを散らす。

材料(2人分)

マッシュルーム･･･3個
まいたけ･･･1/2パック
しいたけ･･･3個
しめじ･･･1/2パック
エリンギ･･･1本
にんにく･･･1かけ
オリーブオイル･･･大さじ3
塩、こしょう･･･各適量
赤唐辛子･･･1本　パセリ･･･適量
サラダ菜･･･1枚

ネ

ネギ・ニラたっぷりチヂミ

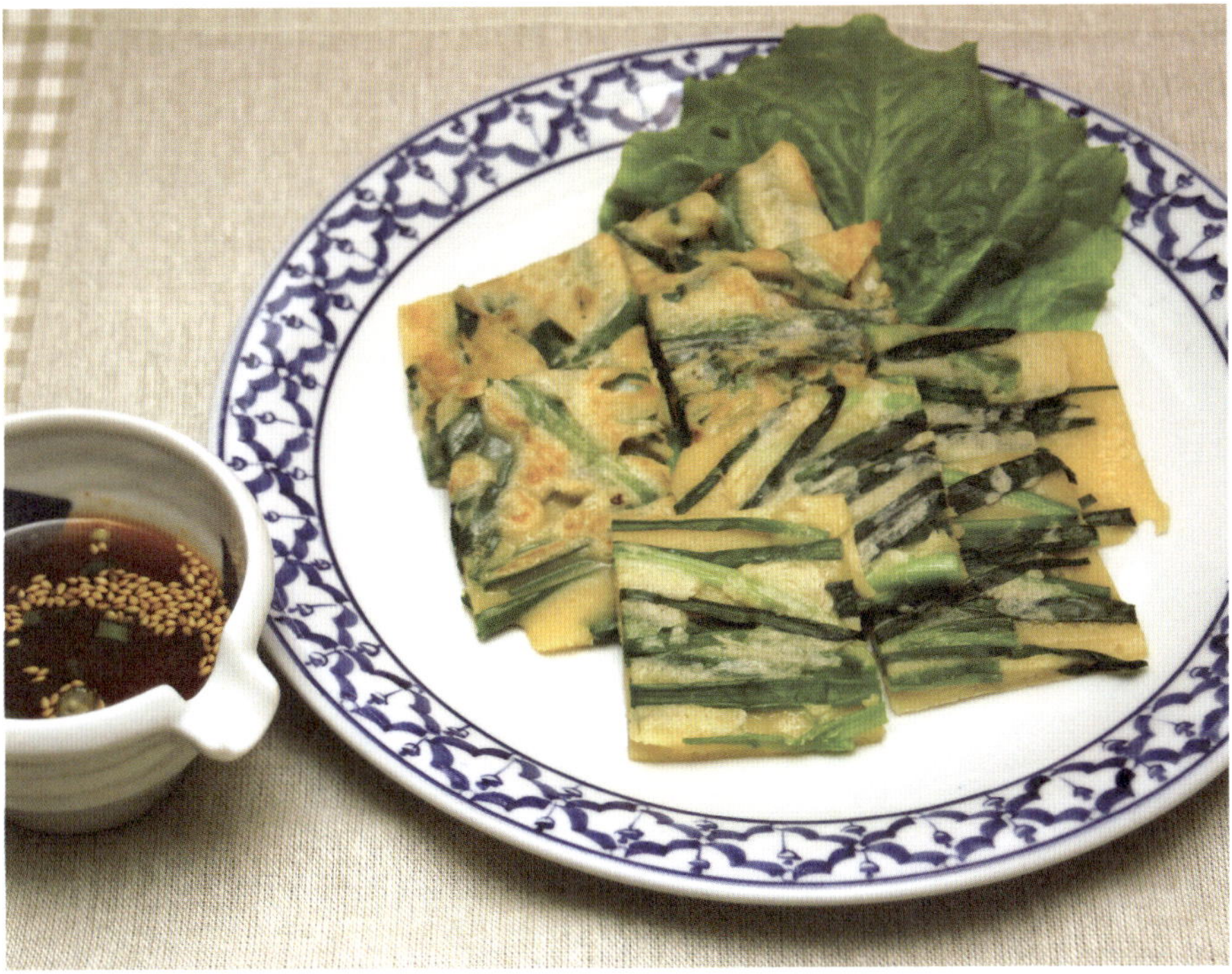

作り方

❶ニラと青ネギは4㎝程度の長さに切っておく。

❷Aをボウルに入れて、だまにならないようによくかき混ぜる。

❸フライパンにごま油を熱し、②の1/4量を薄く広げ、その上に青ネギをのせて焼く。色づく程度に焼いたら、その上に②の1/4量をのせて、フライ返しでひっくり返し反対の面も焼き目がつく程度に焼く。ニラも同様に作る。

❹食べやすく切ってサラダ菜を添えた皿に盛り、Bを混ぜたタレを添える。

材料(2人分)

ニラ…1/2束　青ネギ…4本

サラダ菜…1枚　ごま油…適量

A
- 小麦粉…100g　片栗粉…50g
- 卵…1個　水…3/4カップ
- 顆粒だしのもと…小さじ1

B
- 豆板醤…小さじ1　砂糖…小さじ1
- 酢…大さじ1　しょうゆ…大さじ1
- ごま油、小口切りにした青ネギ、白ごま…各適量

肉も選び方と
調理次第では
OK!

牛ヒレ肉の岩塩焼き

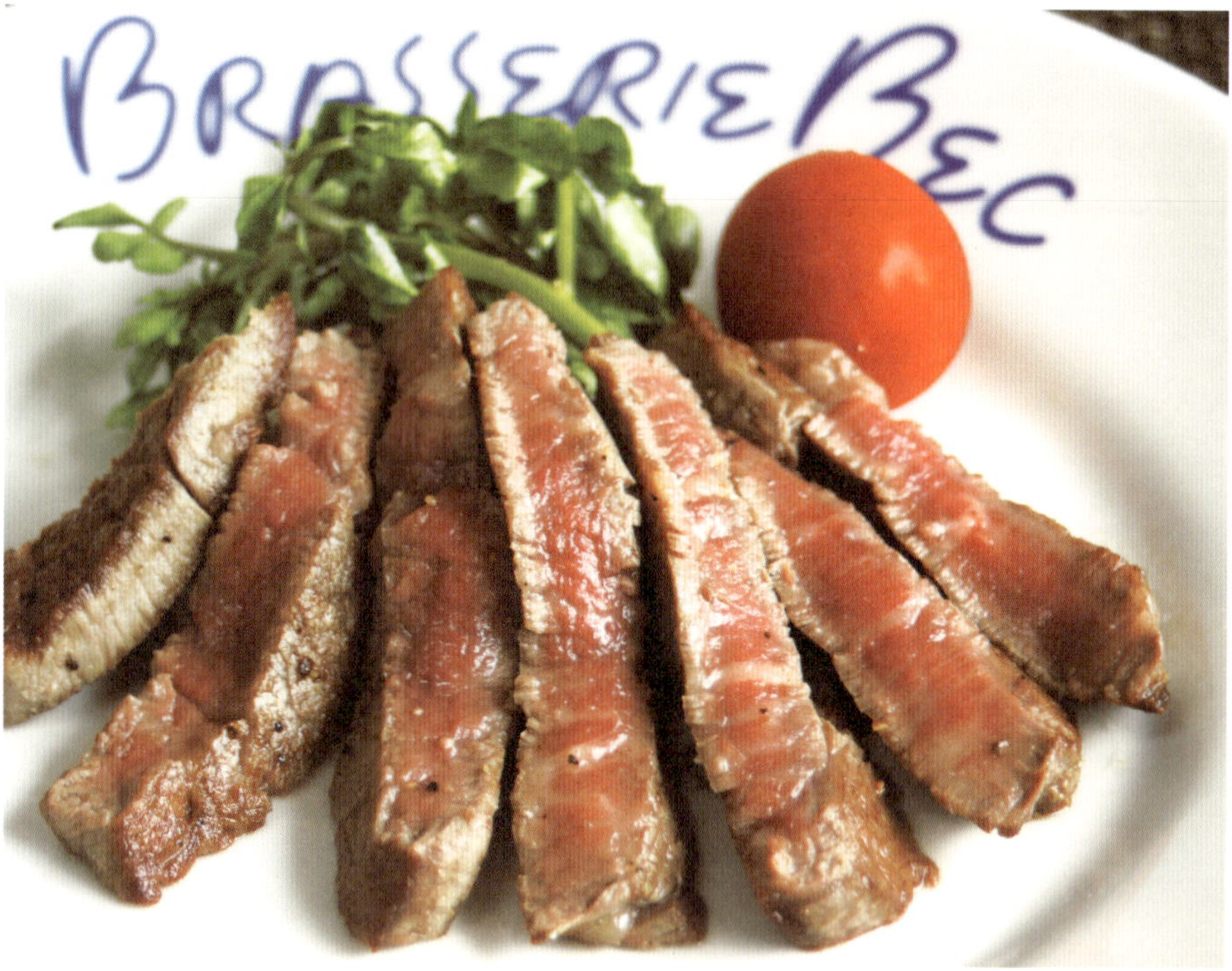

作り方

❶牛ヒレ肉は、冷蔵庫から出して室温に戻す。

❷両面に岩塩とブラックペッパーをふりかけ、少しおいてなじませる。

❸フライパンに油を熱し、②の肉を入れて、30〜40秒ほど焼き、焼き色がついたら、ひっくり返し、反対の面も焼く。

❹数枚に切り分け、皿に並べ、クレソンとプチトマトを添える。

材料（1人分）

ステーキ用牛ヒレ肉・・・1枚
岩塩…適量
ブラックペッパー・・・適量
サラダ油・・・適量
クレソン・・・適量
プチトマト・・・適量

蒸し鶏のネギソースがけ

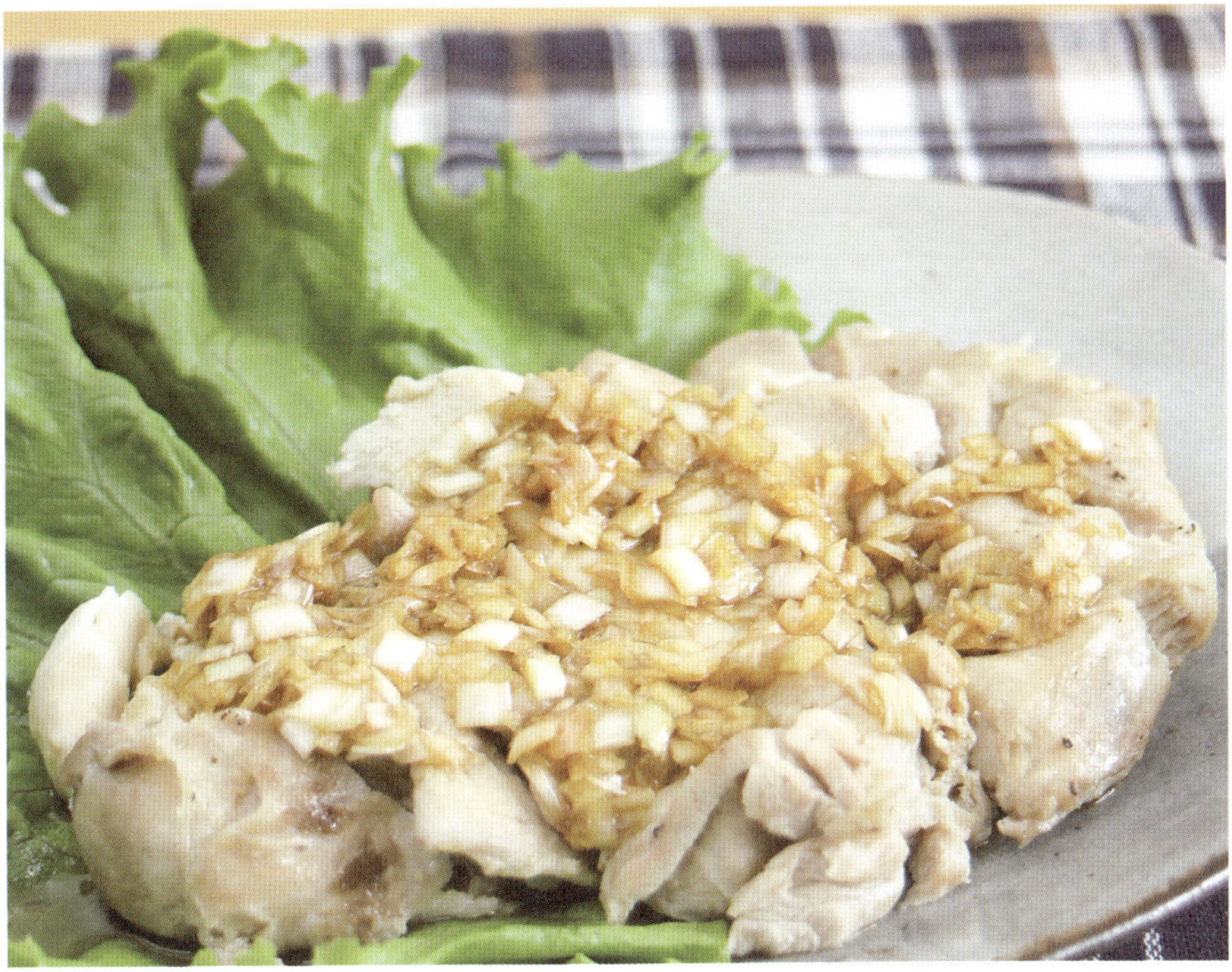

作り方

❶Aの材料を全部混ぜ、ネギソースを作っておく。

❷鶏もも肉は皮をとり、フォークで数カ所穴をあけ、塩、こしょうをふる。

❸耐熱容器に入れ、酒をふり、ラップをして電子レンジ(600W)で5～6分加熱し、そのまま冷ます。

❹③を食べやすい大きさに切り、リーフレタスを敷いた皿に盛り、①のネギソースをかける。

材料

鶏もも肉…1枚

A
- しょうゆ･･･大さじ2　酢･･･大さじ2
- ごま油･･･大さじ1　砂糖･･･小さじ2
- しょうがみじん切り･･･1かけ分
- にんにくみじん切り･･･1かけ分
- 長ネギみじん切り･･･1/2本分
- 水…大さじ1

塩、こしょう･･･各少々

酒･･･大さじ1

リーフレタス･･･1枚

野菜をたっぷりとれるレシピ

コブサラダ

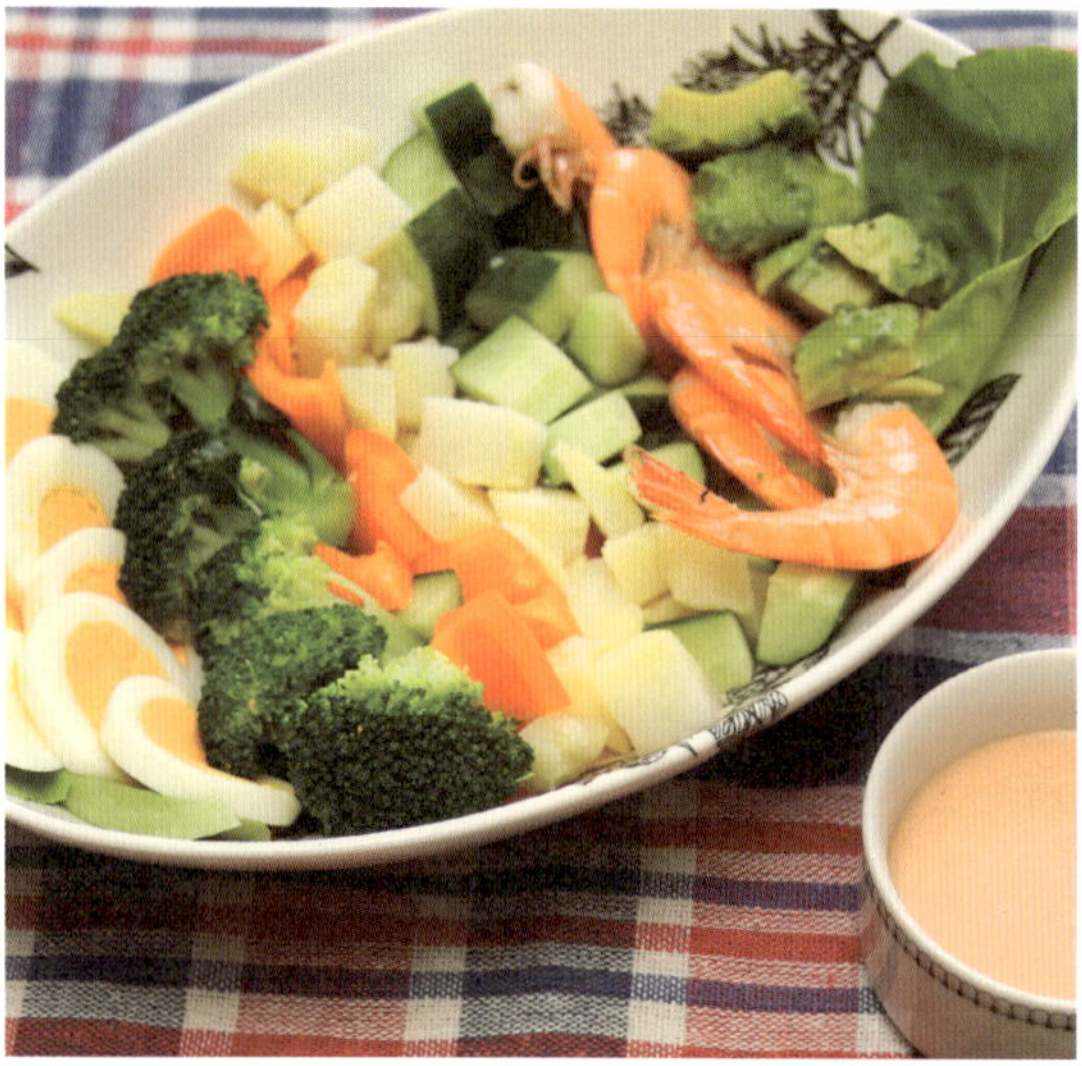

材料(2人分)

卵…2個　エビ…5尾　ブロッコリー…1/2個　じゃがいも…1個　きゅうり…1/2本　アボカド…1/2個　パプリカ…1/2個　サラダ菜…3枚

A
- マヨネーズ…大さじ2
- トマトケチャップ…大さじ2
- 酢…大さじ1
- 塩、こしょう…各適量

作り方

❶卵はゆでて薄切りに。エビ、ブロッコリー、じゃがいもはゆでておく。❷サラダ菜以外の野菜は1.5cm角に切る。❸サラダ菜を敷いた皿に①②を並べ、Aを混ぜたソースを添える。

ラタトゥイユ

材料(2人分)

トマト…2個　なす…1本
ズッキーニ…1本　パプリカ…1/2個
玉ネギ…1/2個　塩、こしょう…各適量
オリーブオイル…大さじ1
にんにく…1かけ　赤唐辛子…1本
ローリエ…1枚　イタリアンパセリ…適量

作り方

❶トマトは湯むきし、ざく切りにする。❷なすとズッキーニは2cm幅の輪切りに、パプリカ、玉ネギは2～3cm角に切っておく。❸みじん切りにしたにんにくと輪切りにした赤唐辛子をオリーブオイルで炒め、①とローリエを加えて5分煮る。❹別のフライパンで②を炒めて③に入れ、塩、こしょうを加えて30分ほど煮込む。❺器に盛ってイタリアンパセリをのせる。

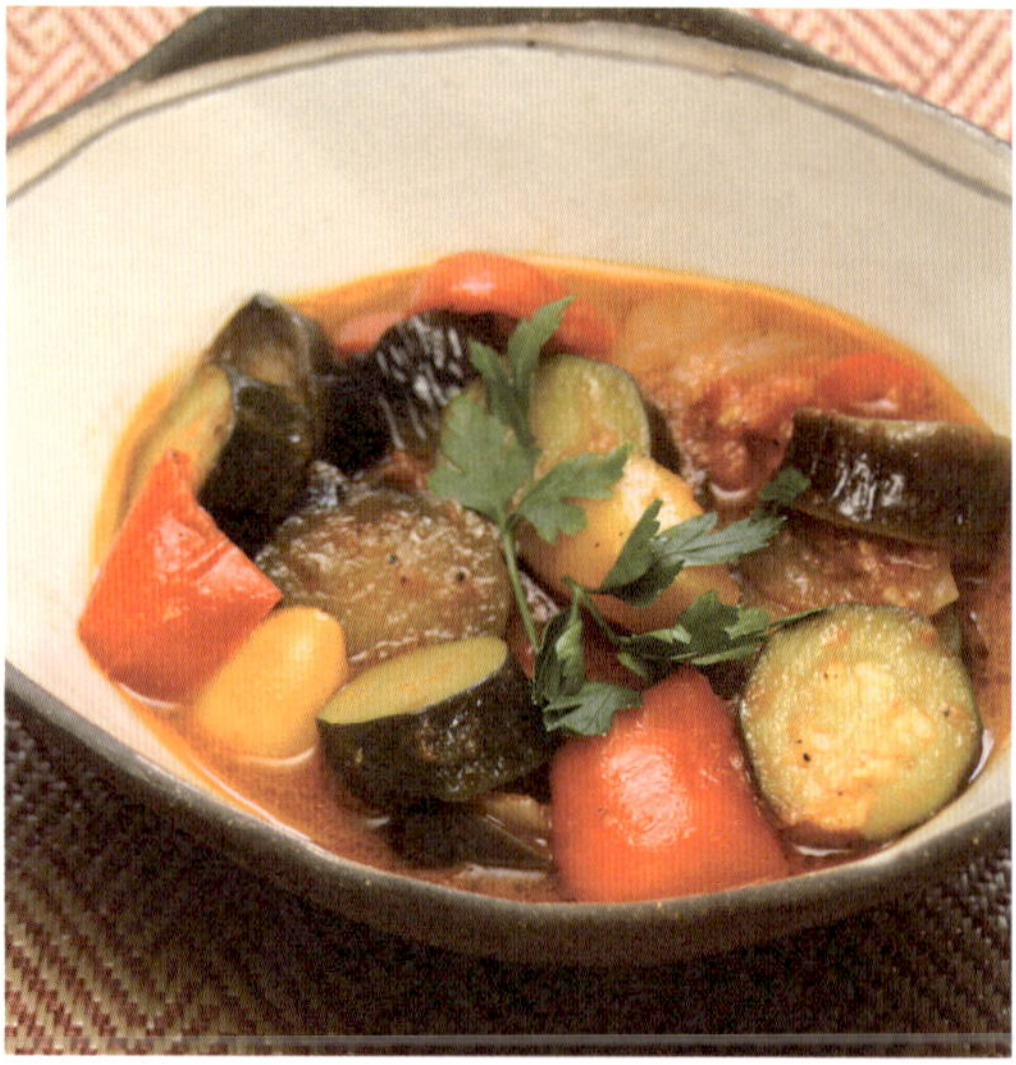

岡部先生おすすめ！

ごまづくしの豆腐ステーキ

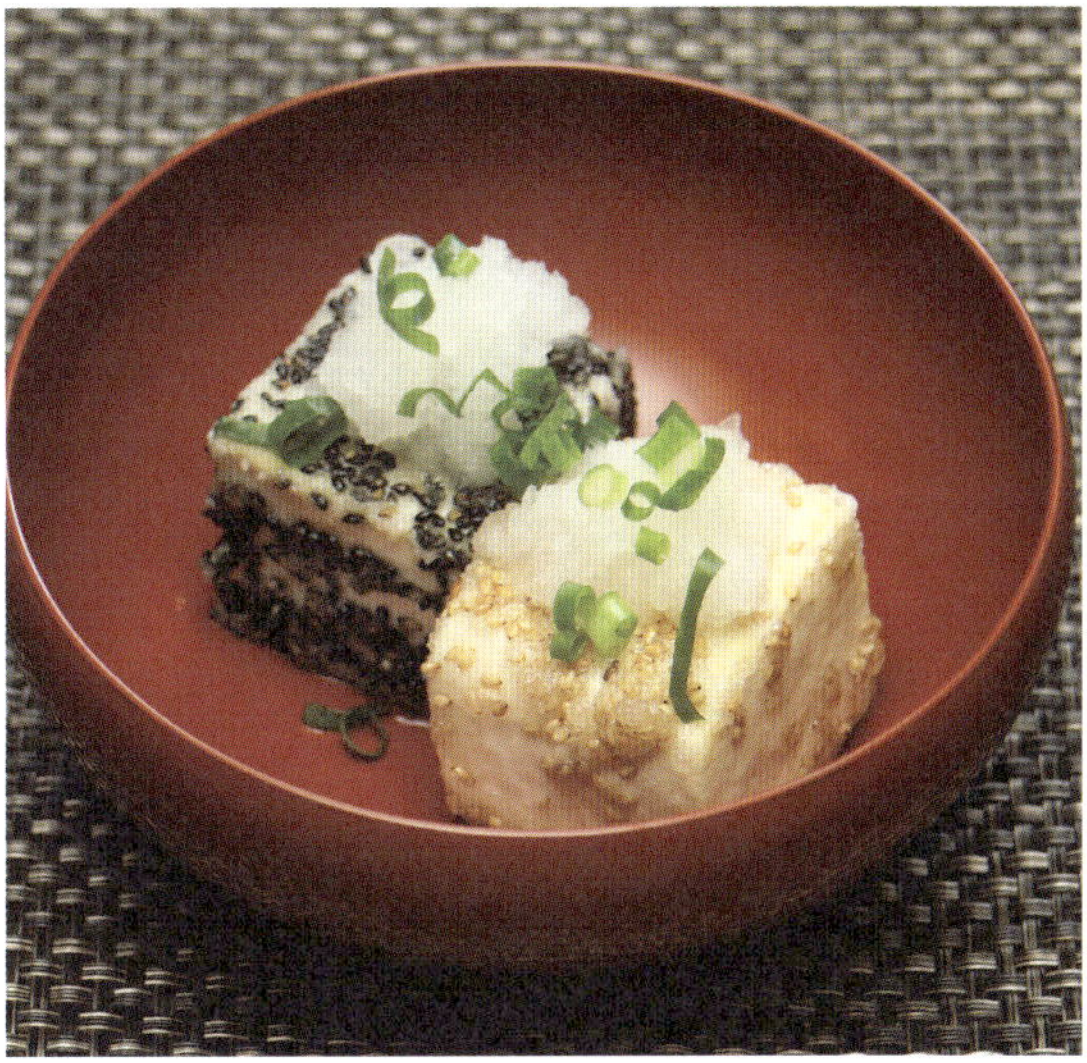

材料(2人分)

豆腐・・・1丁　白ごま・・・大さじ1
黒ごま・・・大さじ1
片栗粉・・・大さじ2
大根おろし・・・少々
ごま油…適量　青ネギ…少々

作り方

❶豆腐は4つに切る。
❷片栗粉大さじ1に白ごまを加えたものを豆腐の表面にまぶしつけ、ごま油を熱したフライパンで焼く。黒ごまも同様に作る。
❸器に盛って大根おろしと小口切りにした青ネギをのせる。

納豆ツナ

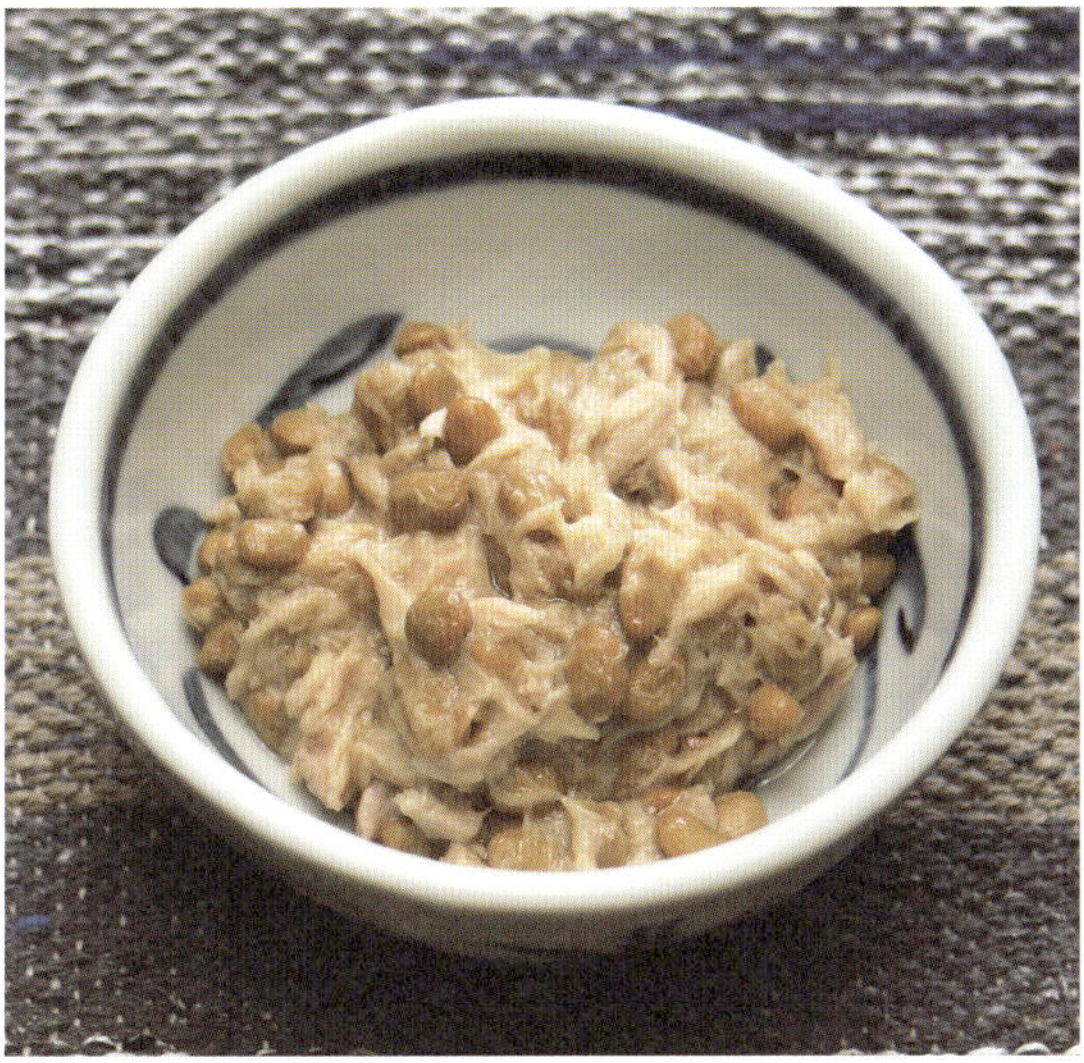

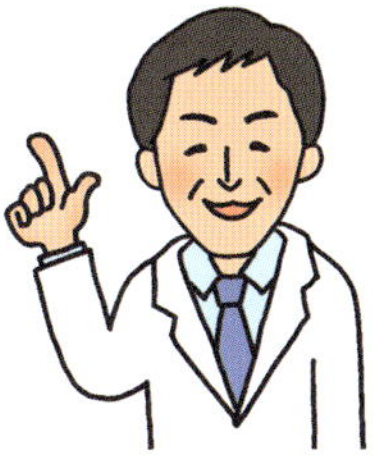

材料(2人分)

納豆・・・1パック
ツナオイル漬け・・・1缶

作り方

❶納豆はパックから器に出し、よくかき混ぜる。
❷ツナを加え、さらに混ぜればでき上がり。

Column 2

コレステロール・中性脂肪の値とダイエットは別物

コレステロールや中性脂肪を下げなくてはならない人のなかには、ウエイトコントロールが必要な人と、そうでない人がいます。いずれにしても食事の改善は必要なため、勘違いされやすいのですが、「ダイエット」と「コレステロールや中性脂肪を下げること」はまったく異なるものといっていいでしょう。

例えば、単に体重を減らすということであれば「一日1食、しかも食事は菓子パンだけ」にすれば、単純に摂取するカロリーは抑えられます。ところが、コレステロールの塊ともいえるような菓子パンばかりを食べていては、体重は減らせても、数値の改善にはなりません。そればかりか、さらに悪い方向に向かっていくのは火をみるより明らかです。

さらに、世のなかには「○○するだけでやせる！」「○○式ダイエット術」のように、さまざまなダイエット法が存在します。これらの多くは、ある人には合うけれども、万人に通ずるものではありません。もちろんコレステロール・中性脂肪を下げる場合にも、人それぞれ方法は異なりますが、基本は同じ。第2章で紹介した、早食い・ドカ食いをしないための食べ方や、数値を上げる食べ物を控えることなどを行うのが原則です。

だからこそ、「ダイエットで体重は減ったのに、コレステロールや中性脂肪の数値は上がってしまった」などという人は要注意。たしかに肥満は、それを放置し続けると深刻な結果を引き起こしかねないため、非常に危険な因子であることは間違いありません。ただし、体重を減らせば必ず数値が改善されるかというと、そうとも限らないのです。

一般的にいえば、体重が増えると、コレステロール・中性脂肪が上がる傾向にあります。その一方で、やせ型・標準体型の人で数値が高い人もいれば、太っていても数値が低い人もいるのもまた事実なのです。つまり体質や生活習慣によって改善策は千差万別。まずは健診結果を理解し自分の体質を見極めることから始めるのが、自らの健康を維持するために重要なことだといえるでしょう。

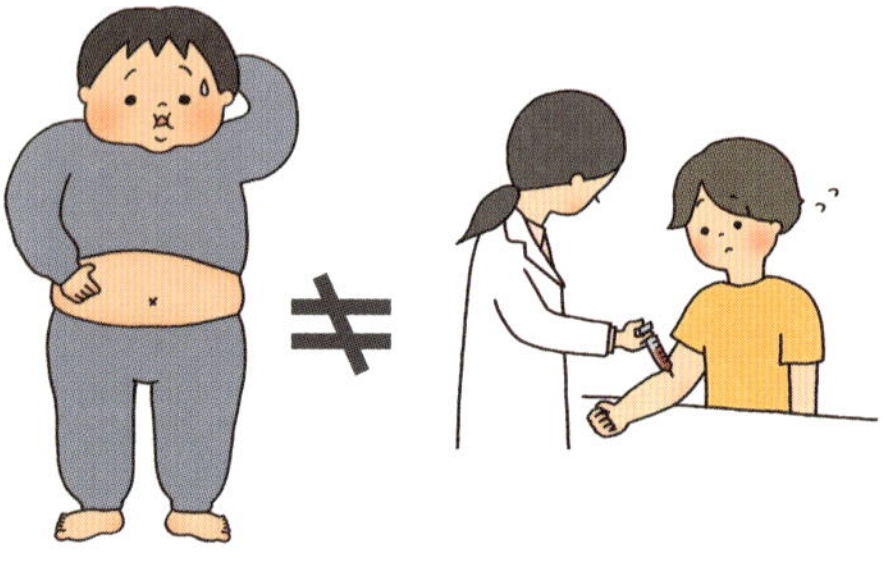

第3章

コレステロールと中性脂肪を下げる！「簡単エクササイズ」の法則

ストレス社会において自分の時間を作るのが困難になりがちな現代人は、特に運動をすることを避ける傾向があります。しかし、健康のためには運動は必要不可欠です。ここからはだれでもできるエクササイズを紹介します。

法則
22

エクササイズ

運動嫌いでもすぐできる超簡単エクササイズ

有酸素運動は効果大

「ウォーキング」

大股・早歩きで効果アップ！

普段より、自分の履いている靴の長さの4分の1程度、片足を前に出して歩きましょう。そうすることで歩幅は約5センチ広がります。

ポイント

* 大股で歩くことで消費カロリーが1.5倍にアップ！
* 早歩きすると代謝もよりよくなる。

一日7～8分程度でいいので毎日続けましょう。

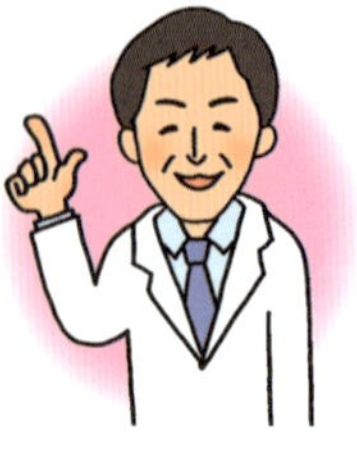

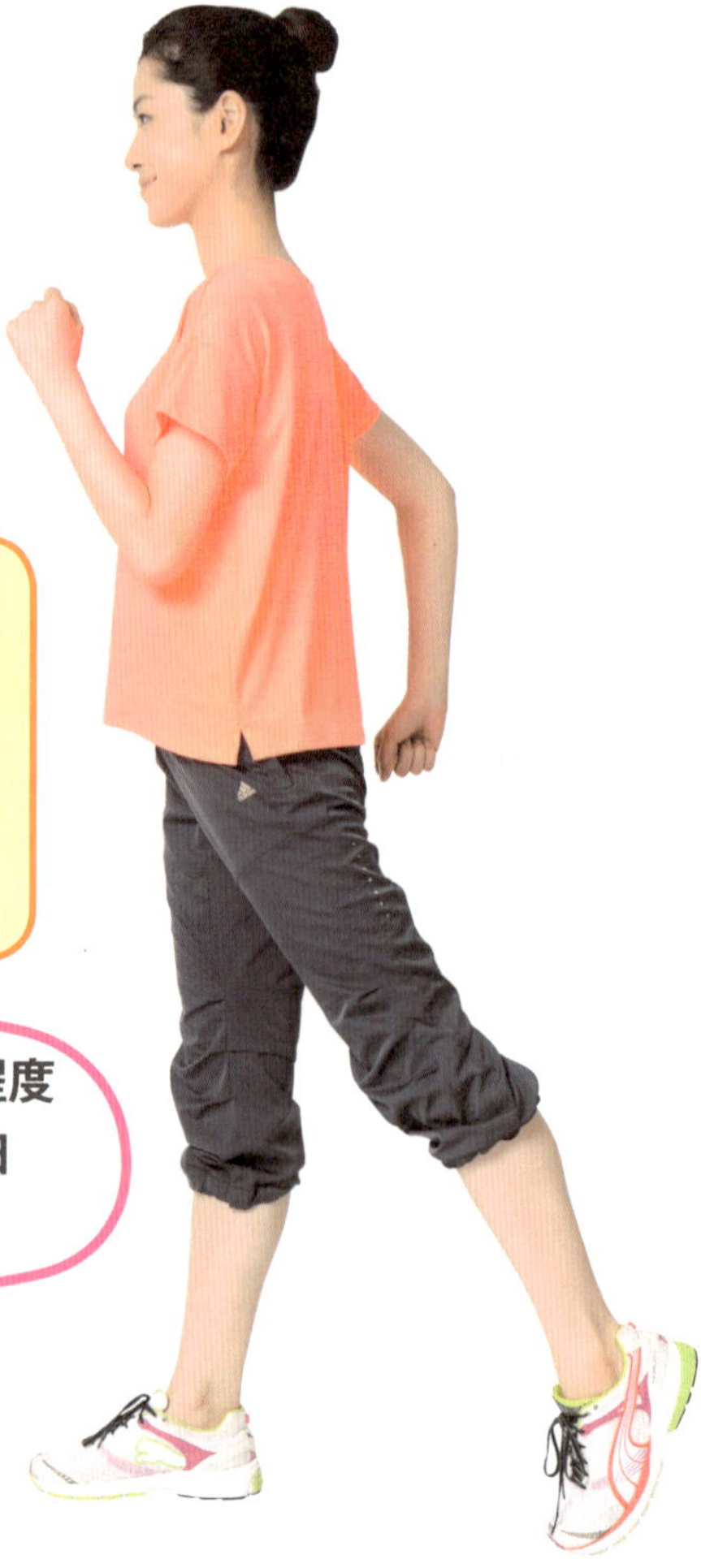

普段の歩幅より約5センチ広げます。

岡部先生おすすめ！

インターバルウォーク

3分早歩き
＋
3分ゆっくり歩く

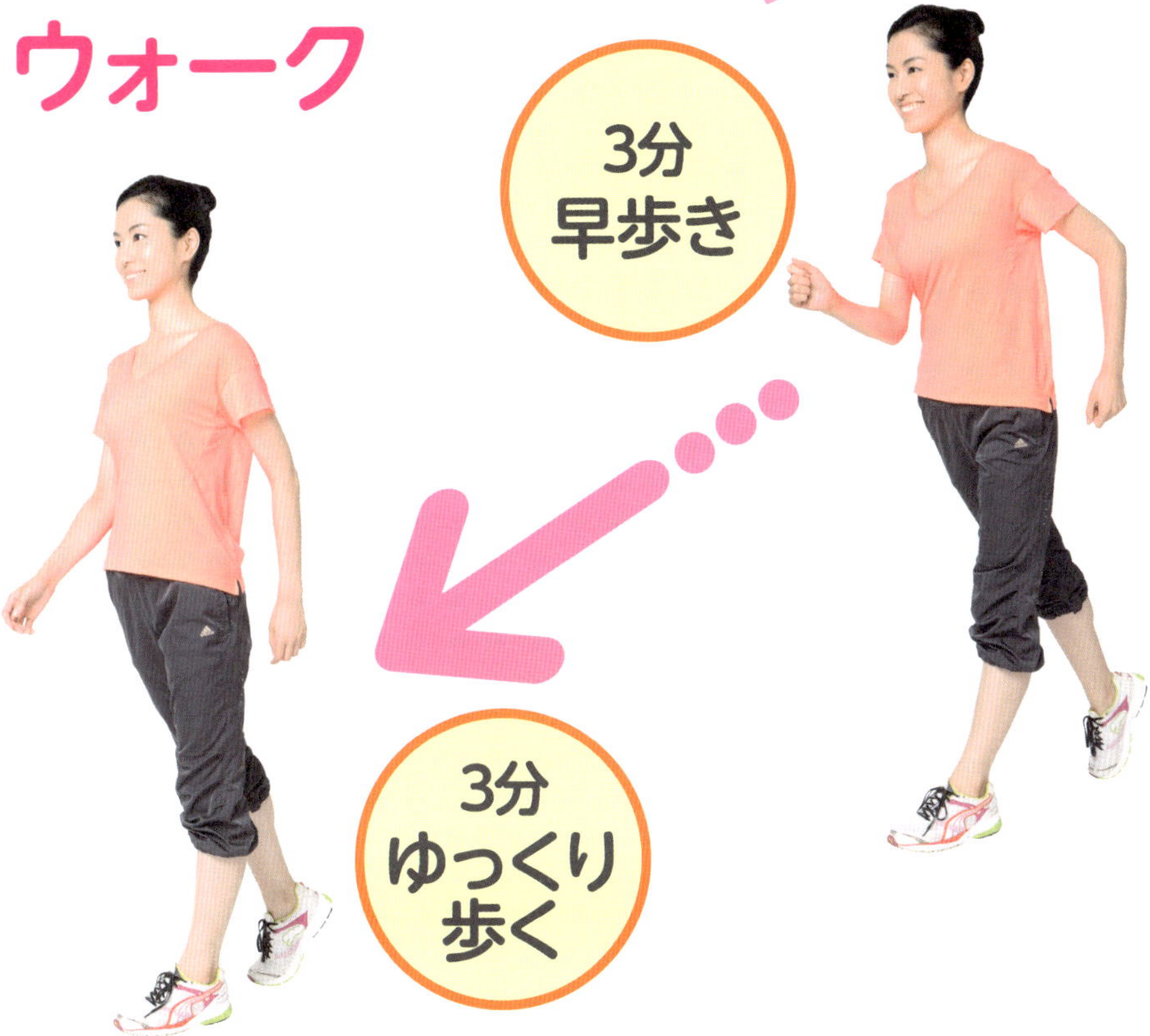

歩数計を活用して歩数を増やす！

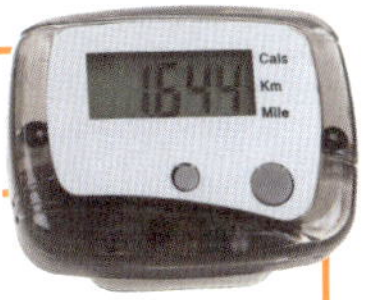

歩くことについては一日1万歩が理想といわれています。とはいえ、仕事や家事などやらなければならないことがさまざまあり、困難といえます。しかし、一日にどのくらい歩いたのか知ることはこれからの指針となるため、歩数計を使って歩くことをおすすめします。まずは自分の日常の歩数を知り、その数値の2割多く歩くことを目標にしてください（例：5000歩の人は6000歩）。また、スマホのアプリで測ることもできます。

参考目安

一日の歩数

主婦………3000歩
事務職……6000歩
営業職……8000歩

3000円もあればいい歩数計が買える！

基礎代謝をアップ

「ちょこっと腹筋」

普通の腹筋

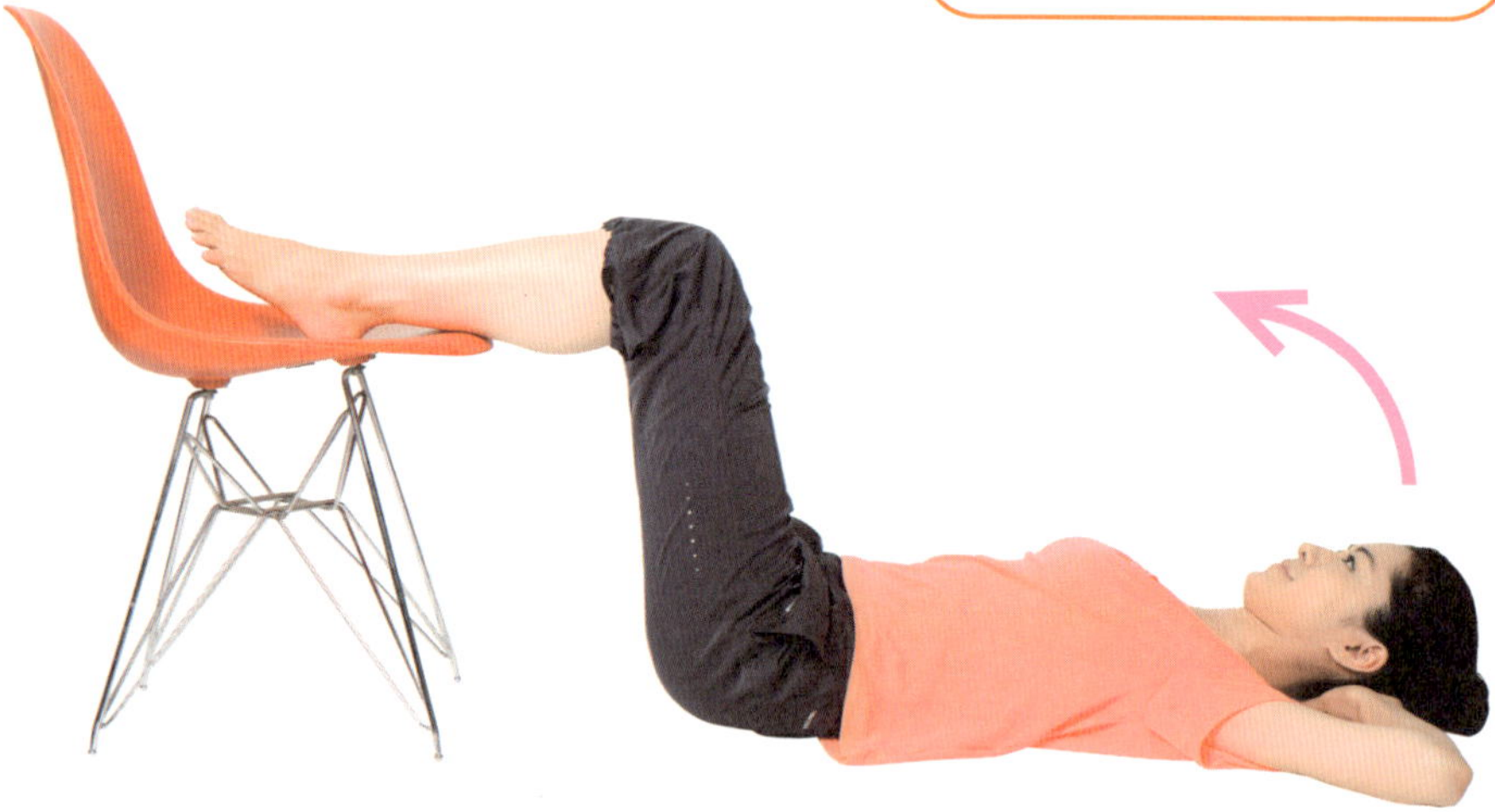

両足をイスに置き、両手を後頭部に持っていき
30度ほど上体を起こします。

このやり方はどちらかというと男性向けです。女性の多くは続けることが困難ですから、キツいと感じたらやめてください。

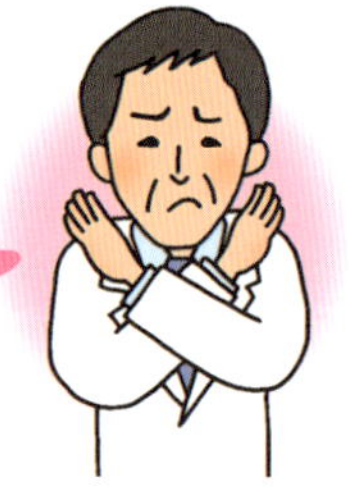

女性におすすめの腹筋のやり方

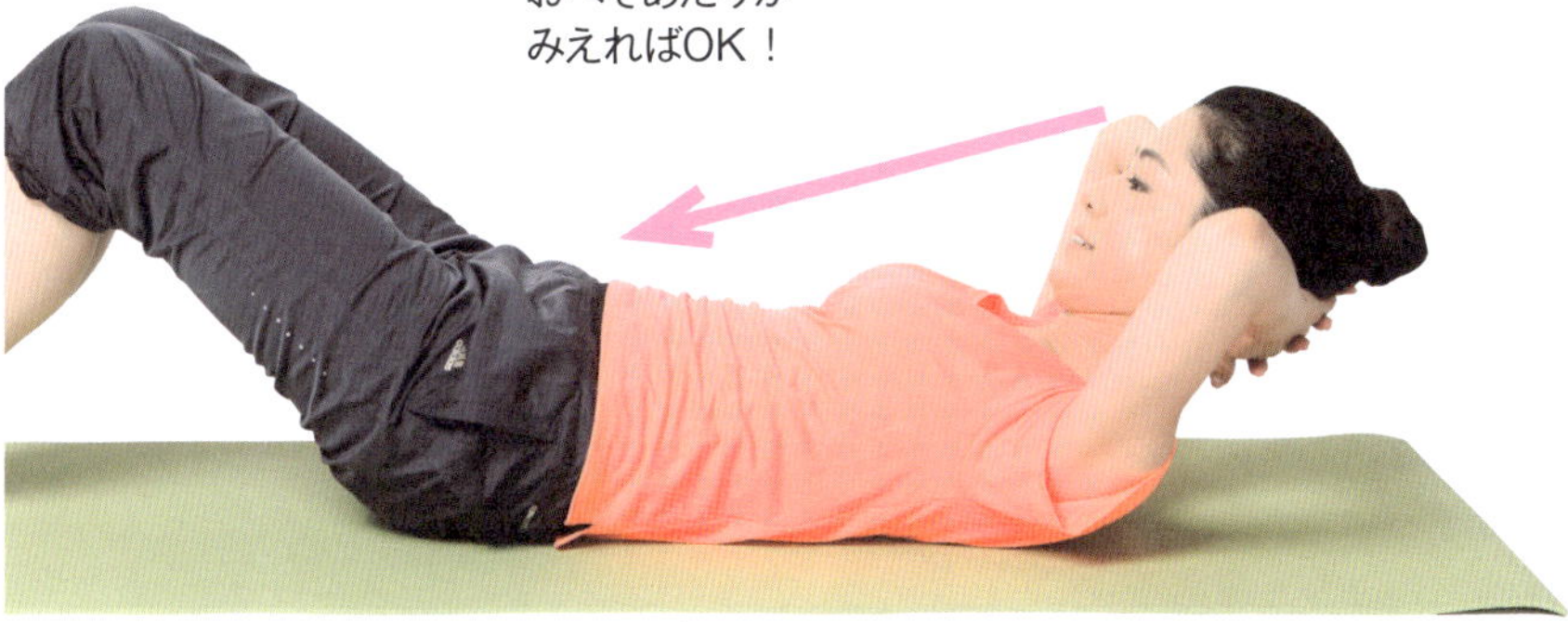
おへそあたりが
みえればOK！

仰向けになり、両足の膝を立てます。
両手は後頭部に回し、上体をおへそがみえるあたりまで起こします。

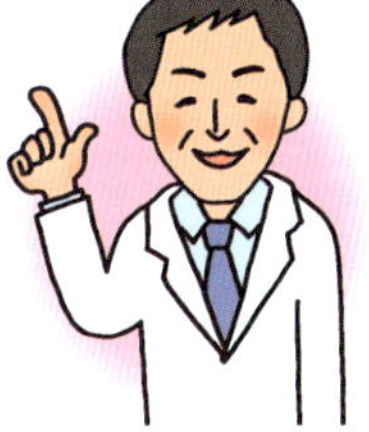
一日1回だけでも大丈夫です。毎日続けていき、一日2回、3回などと少しずつ目標を高めて行えばいいのです。

ポイント

＊上半身は少しでも持ち上がれば大丈夫。
＊視線はおへそあたりがみえればOK！

家のなかでもできる
「その場足踏み」

踏み台の前に立ち、片足を上げて踏み台に乗せます。次にもう片方の足も台に乗せて上に立ち、最初に上げた足から床に下ろします。これをリズミカルに行ってください。

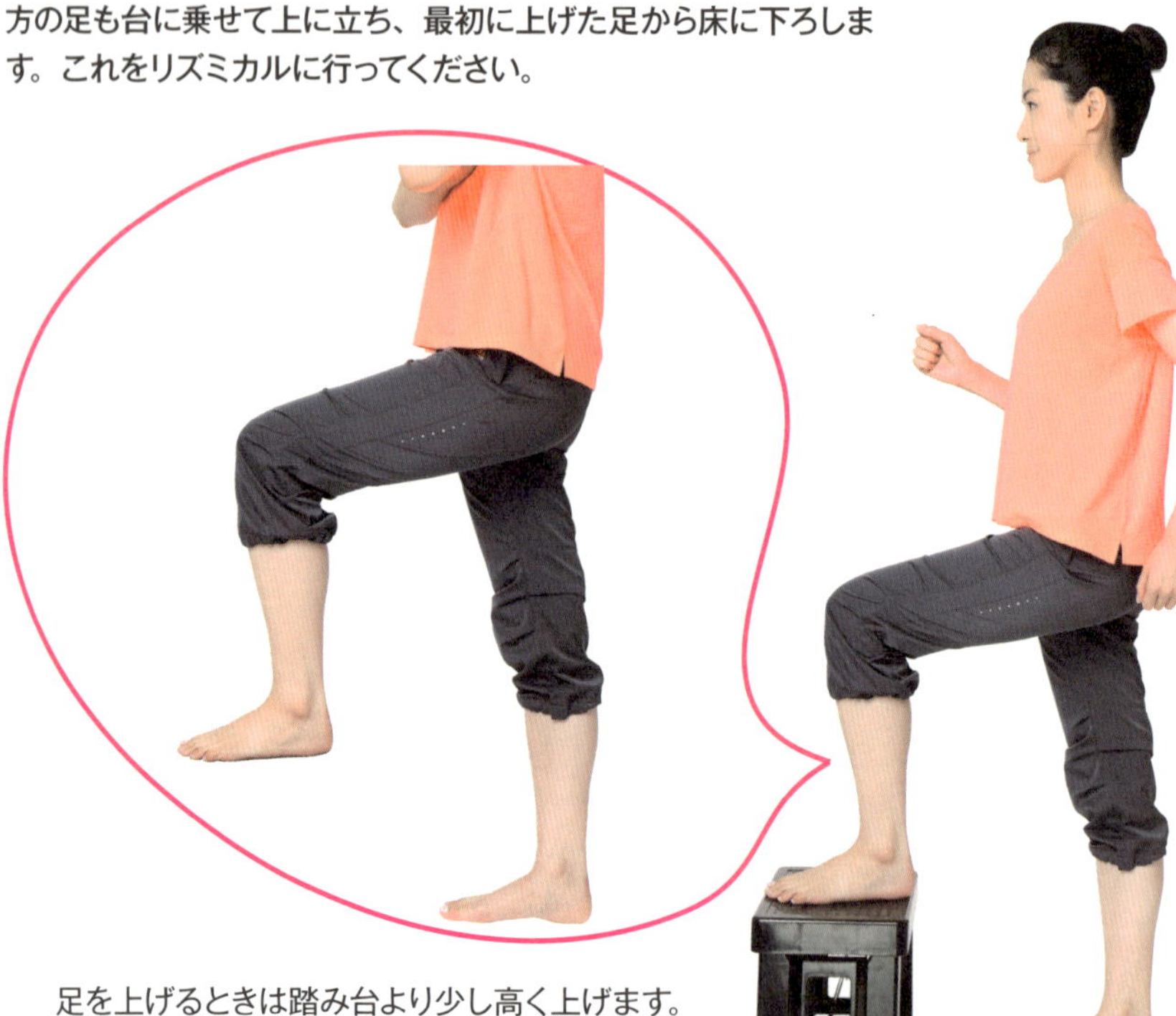

足を上げるときは踏み台より少し高く上げます。

ポイント

＊足を上げるときは意識して少し高く上げる。
＊最初は高さ30センチ程度の踏み台で行う。

毎日必ずとはいいませんが、週に2～3日も休んではいけません。休んでいいのは月に2～3回までと考えましょう。

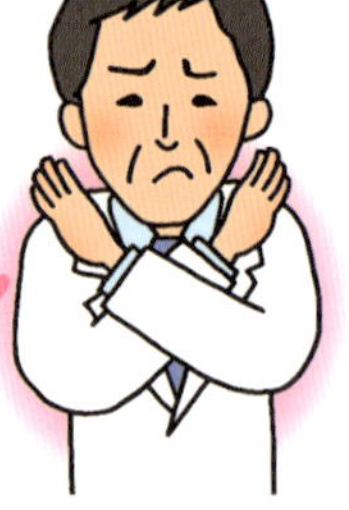

音楽を聞きながら

「10秒プランク」

腕立て伏せを行うときのポージングで、手のひらではなく両肘を90度に曲げて腕を床につけます。

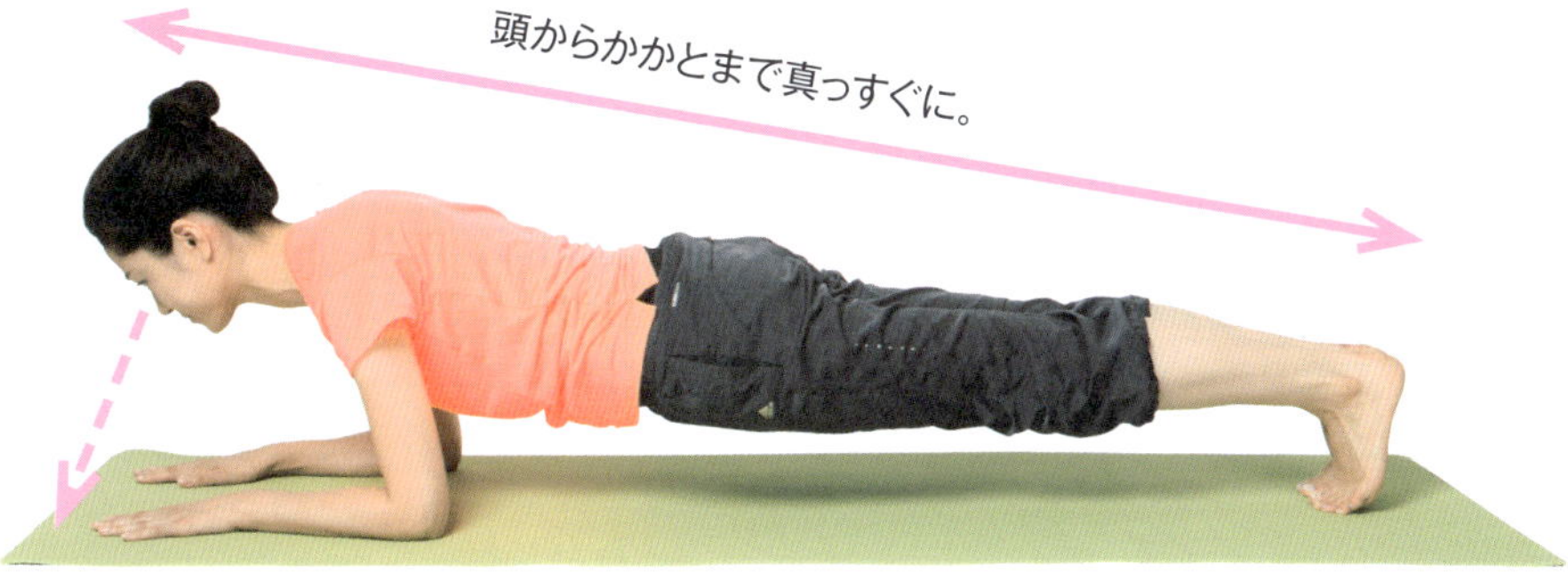
頭からかかとまで真っすぐに。

視線は斜め前に向けます。

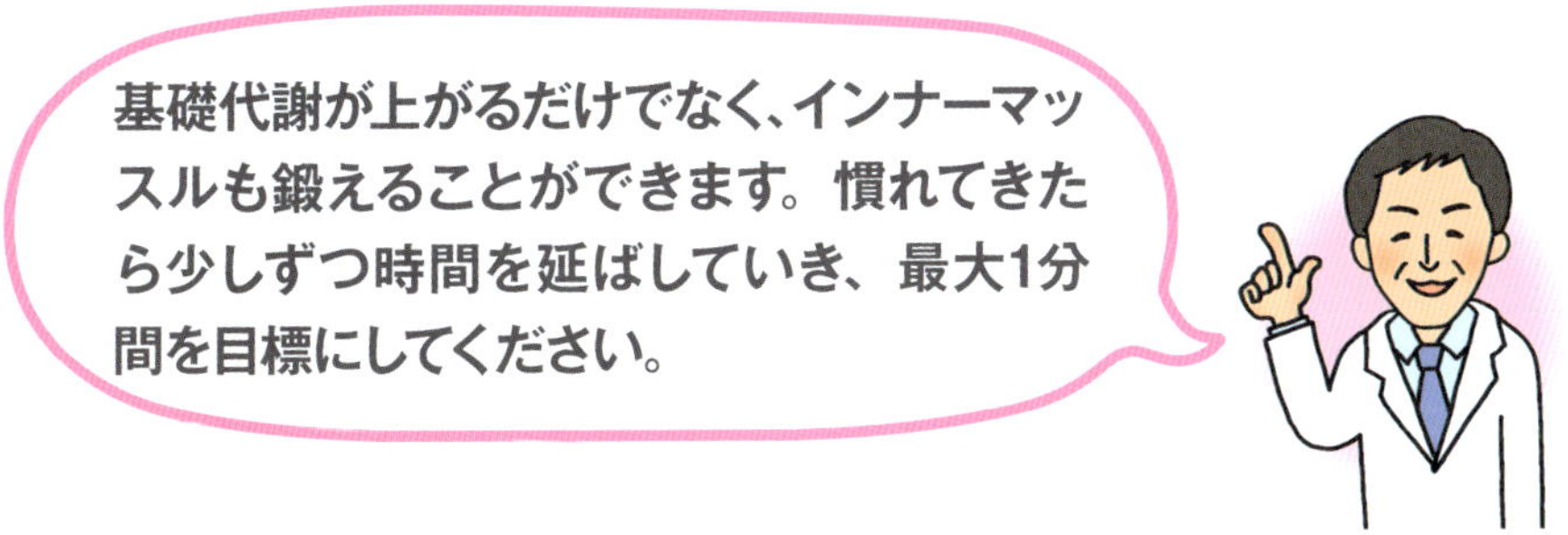
基礎代謝が上がるだけでなく、インナーマッスルも鍛えることができます。慣れてきたら少しずつ時間を延ばしていき、最大1分間を目標にしてください。

ポイント

＊頭からかかとまでが一直線になっていること。
＊視線は斜め前に向け、呼吸は普通に行う。
＊ラジオや音楽を聞きながらでもOK！

全身の血流をよくする

「スクワット」

肩幅くらいに足を広げ、
つま先は真っすぐ前に向けます。

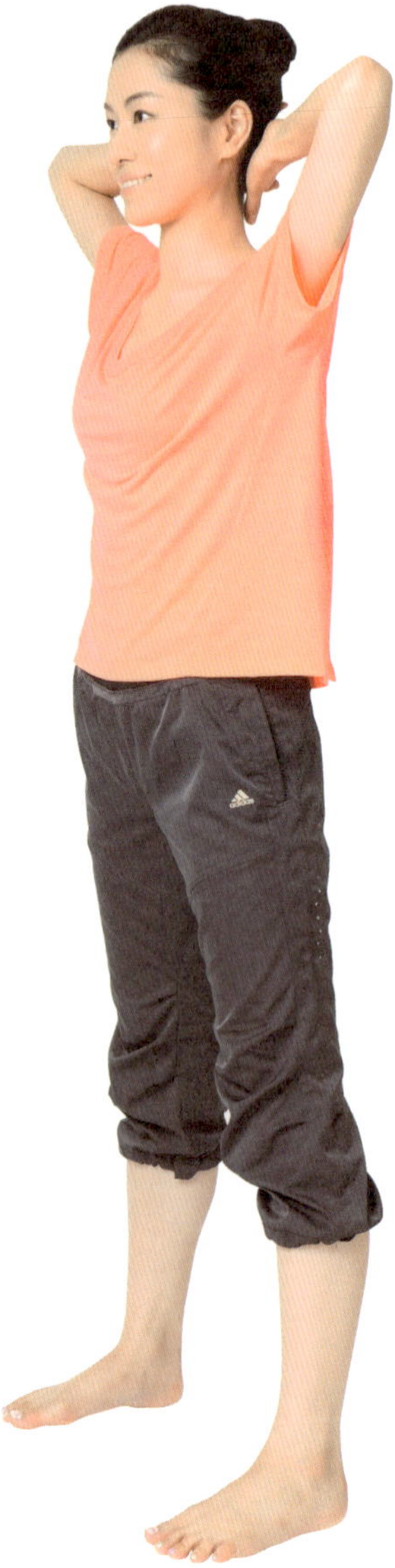

背中が丸くなると腰に負担がかかってしまいます。膝を曲げるときは無理をせず、曲げられるところまで曲げることから始めてください。

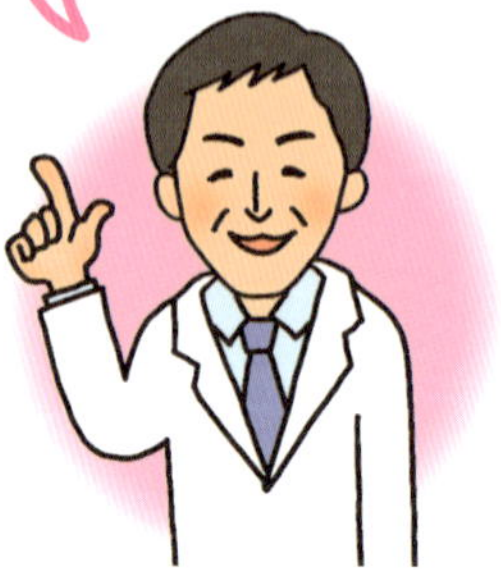

ポイント

＊背筋を伸ばす。
＊お尻を後ろに突き出すようにする。
＊太ももと床が平行になるまでしゃがむ。
＊まずは1～3回から始め、最大15回を目標に行う。

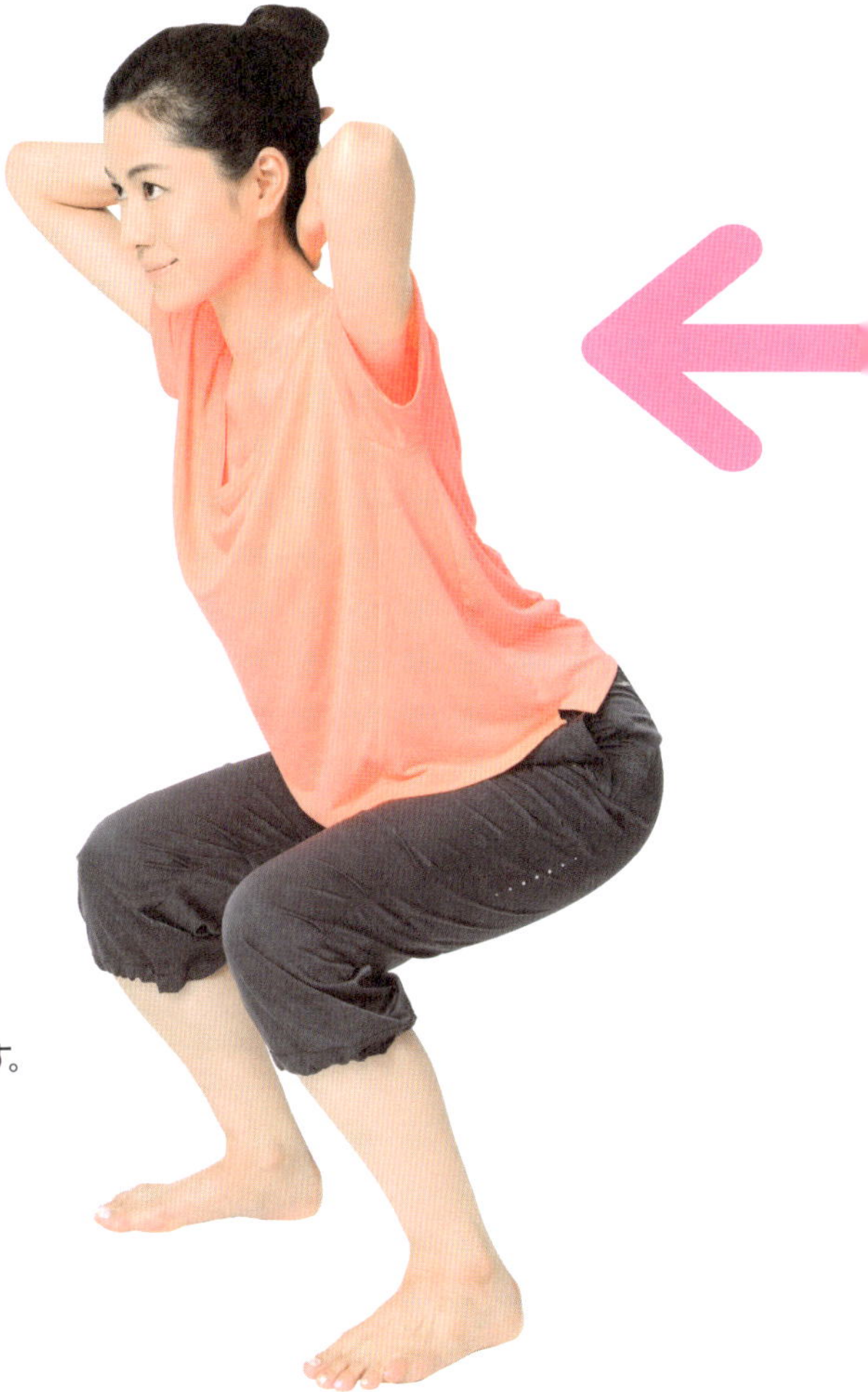

ももと床が平行になるように膝を曲げます。

リビングでくつろぎながら毎日1～2回！

「ストレッチ」

股関節

体の前で両足の裏を合わせて両手で固定します。次に、胸を張り上半身を前に傾けます。時間は10～30秒。

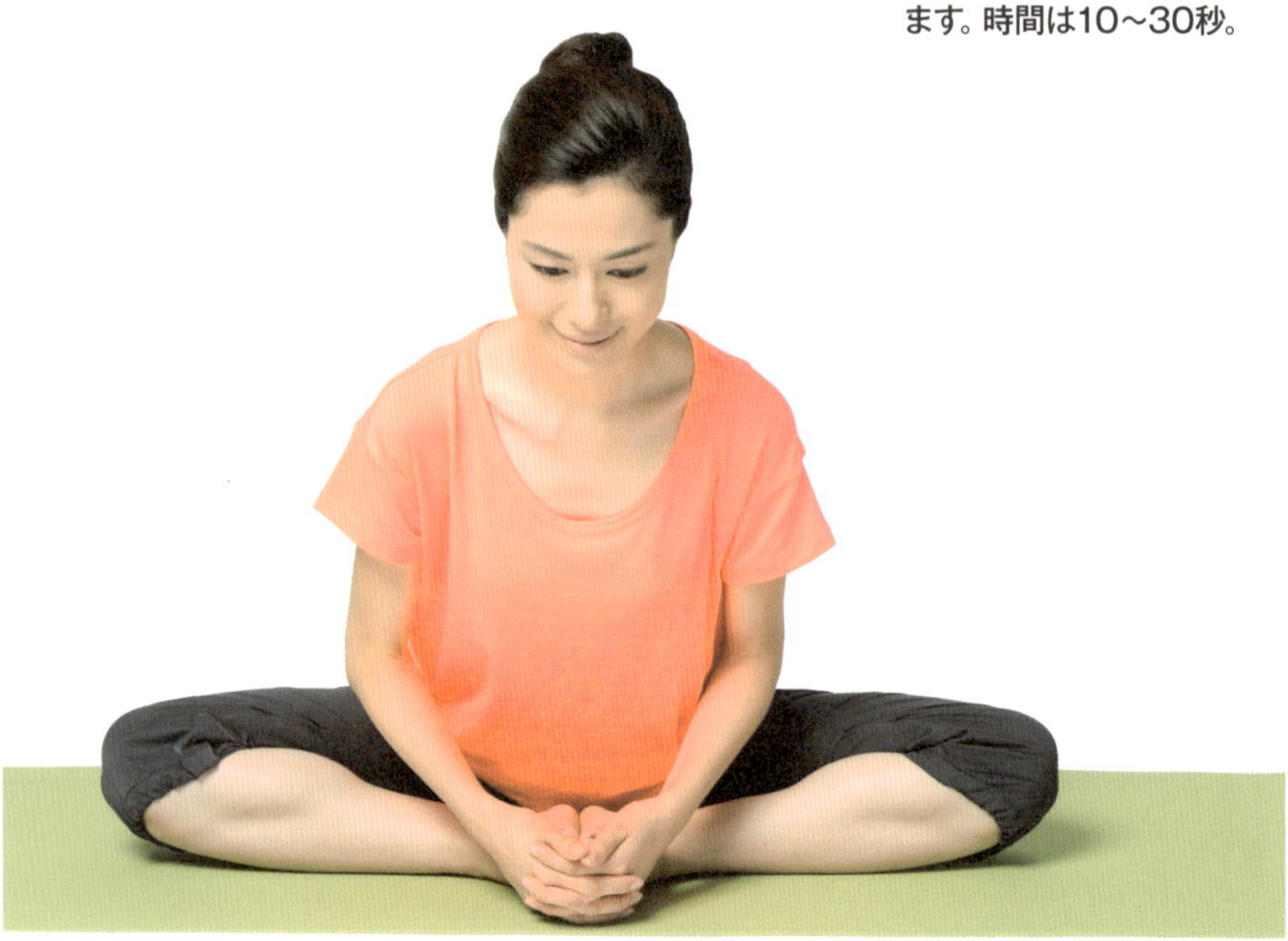

腰とももの外側

片足を真っすぐ前に伸ばし、もう片方の足を真っすぐ伸ばした足の外側に膝を立てて置きます。上半身は立てた足の方にひねります。時間は10～30秒で、左右交互に行ってください。

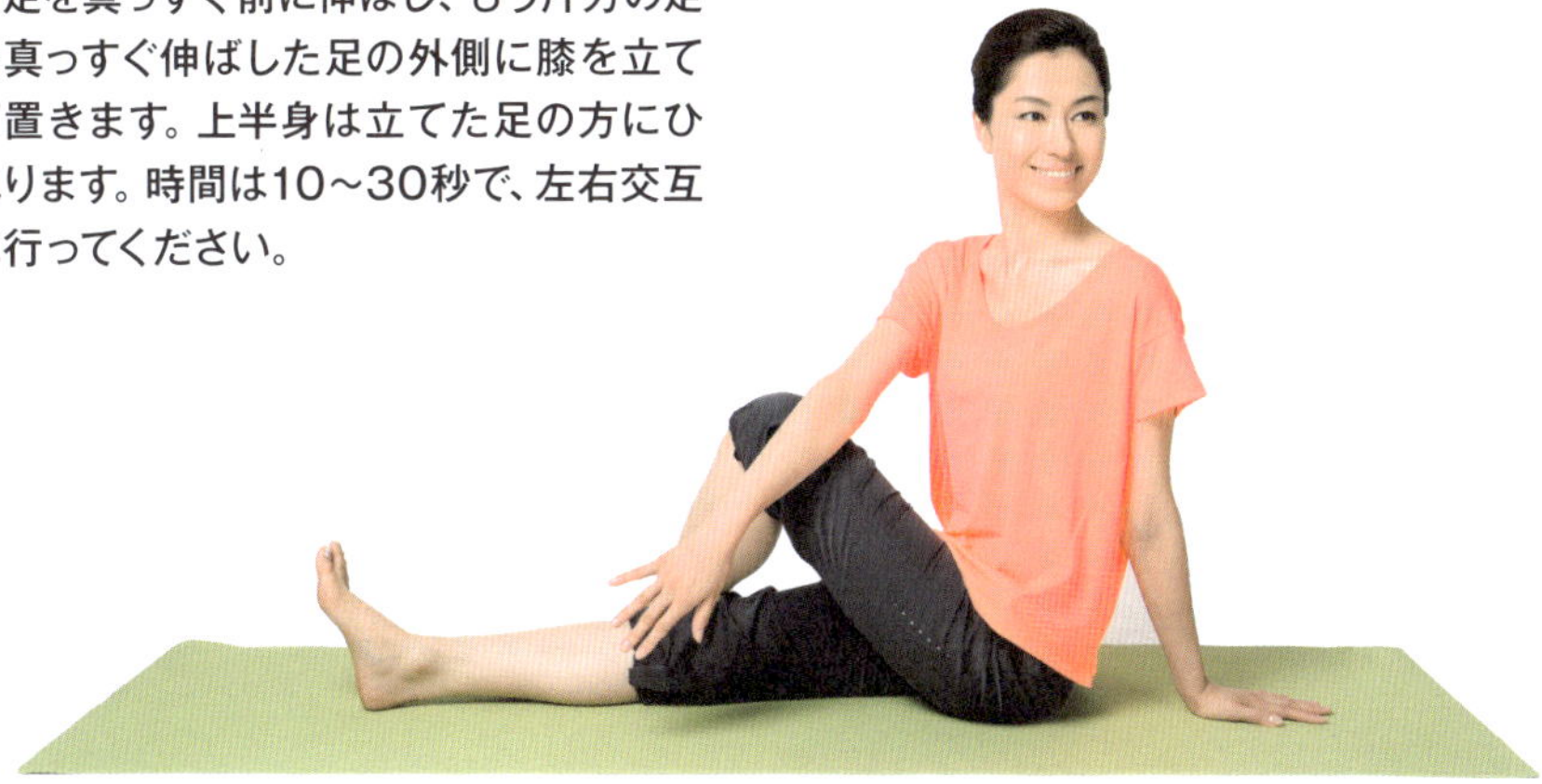

ももの後ろ側

両足をそろえて真っすぐ前に伸ばし、背筋を伸ばして上半身を前に倒します。初めは倒せるところまで倒し、徐々に前に傾けていきましょう。時間は10～30秒。

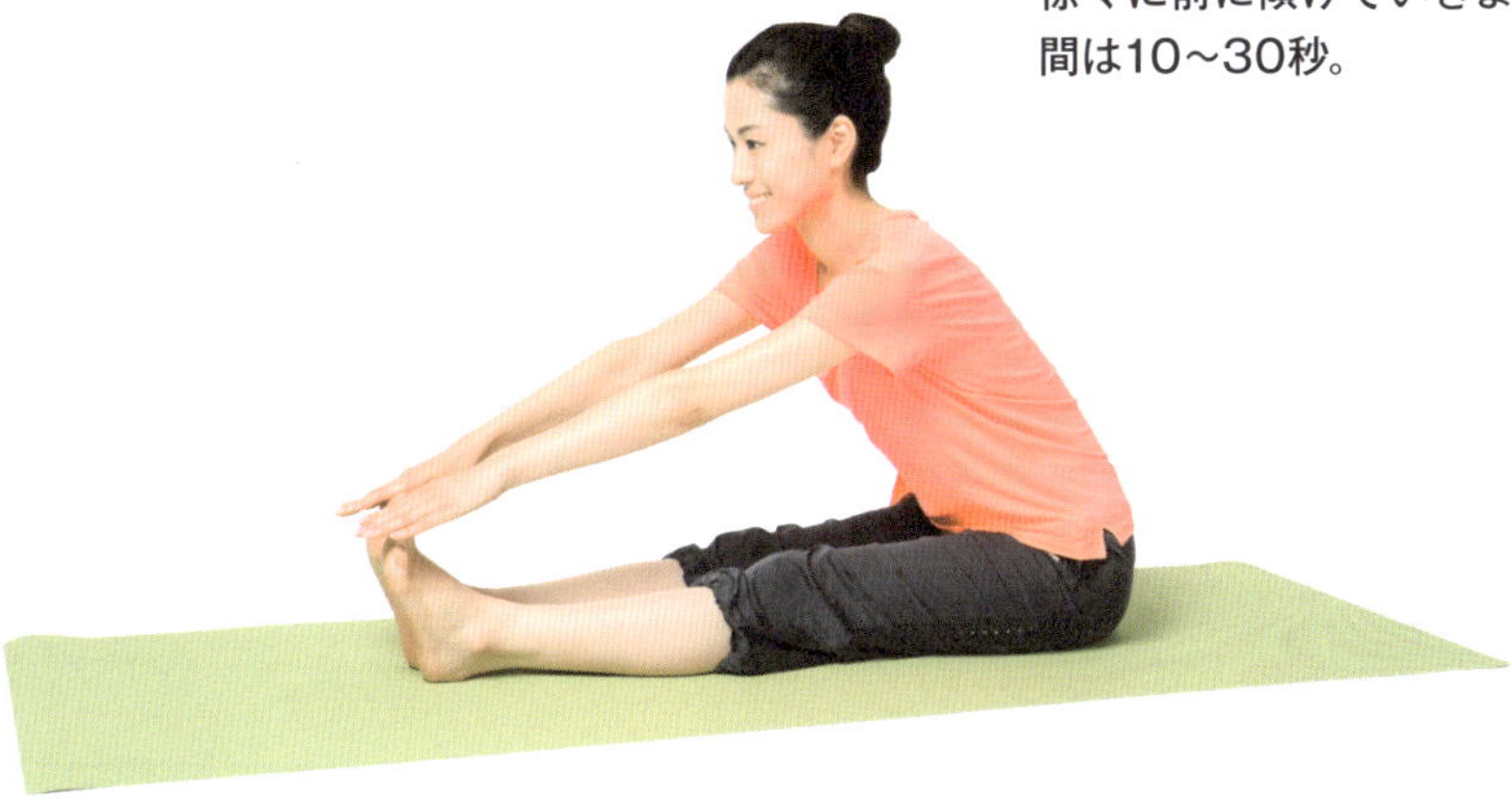

ももの前側

片足の膝を後ろで曲げ、もう片方の足は前で曲げます。後ろ側で曲げた足の甲を同じ側の手で持ち、お尻の方へ引きつけます。左右交互に行い、時間は10～30秒ほど。

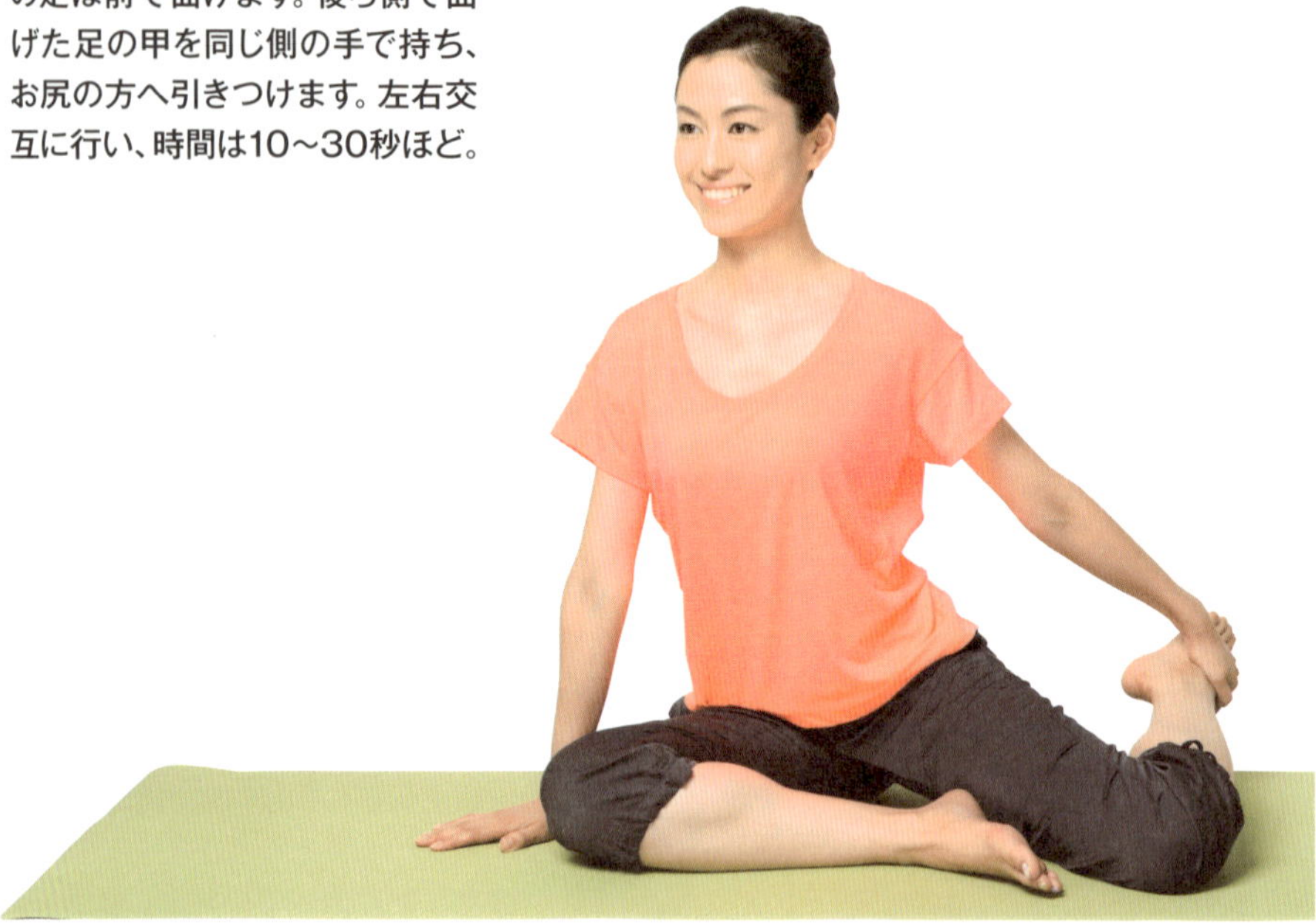

ポイント

＊足を持たない方の手は床について体のバランスをとる。
＊手が届かない場合はタオルを足首に巻きつけて行う。

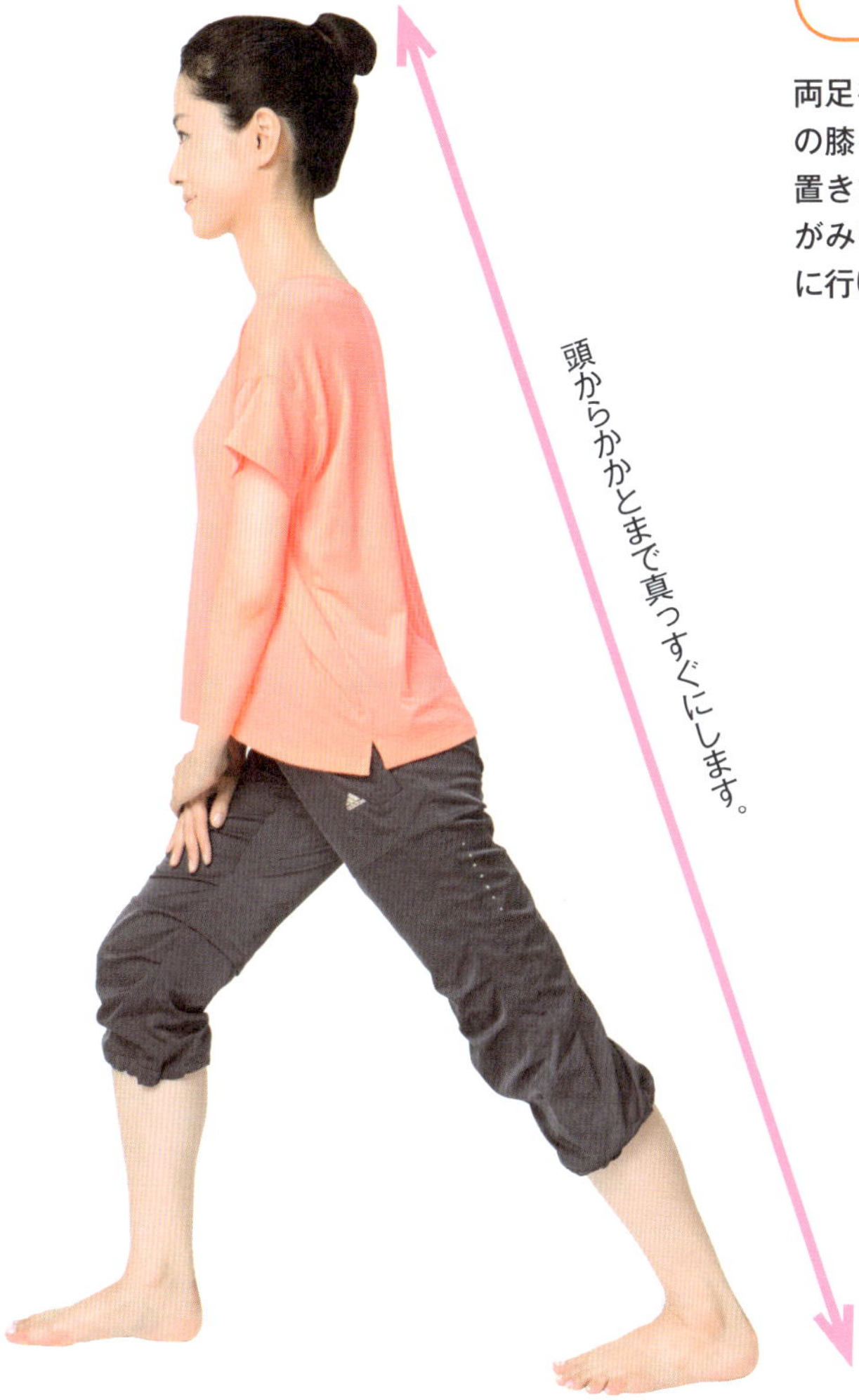

ふくらはぎ

両足を前後に開き、前に出した足の膝を軽く曲げ、太ももに両手を置きます。そして胸を張って前かがみになります。これも左右交互に行い、時間も10～30秒が目安。

ポイント

＊後ろに下げた足のかかとは床につける。
＊膝と両足のつま先は真っすぐ前に向ける。

Column 3

運動を長続きさせるには？

やる気満々で始めた運動も、だんだんと面倒になり、気づけばなにもしていない――。健康のために始めた運動にもかかわらず、なかなか長続きさせることができない、という悩みを抱える人は少なくないはずです。読者の方のなかにも、スポーツジムに入会したはいいけれど、行くのは最初だけでそのあとは……という人がいるかもしれません。また、若いころにスポーツをバリバリやっていた人のなかには、年をとってもまだまだやれるからと、負荷の大きい運動を始めて続けられずすぐにやめてしまう人がいますが、それではあまり意味がないのです。

適度な運動が健康維持にとって大切であることは、だれもが理解していることでしょう。しかしそれが長続きしなくては意味がありません。運動は「長期計画」こそもっとも重要なのです。

そこでキーワードとなるのが「モチベーションの維持」。いくら健康にとっていいことと頭のなかでは理解していても、気持ちが乗らなければなかなか実行に移せないのが人間というものです。しかし無理する必要はありません。まずは自分に合った「リズム」で体を動かすことが重要。あくまで自分のできる範囲で行えばよいのです。「運動をしなければならない」という義務感がストレスとならないよう、まずは簡単で続けられそうなものから始めてみましょう。

とはいえ、モチベーションをコントロールするのは口でいうほど容易なことではありません。人間、頑張ったならそれに対するご褒美が欲しいもの。うまく運動を続けるために「目標を設定する」というのもよい手といえます。目標クリアは気持ちがいいものです。それは「達成感」という言葉に置きかえられるかもしれません。もちろん、頑張ったご褒美だからといって、食べすぎ・飲みすぎに走ってしまうのは好ましくありません。なにごともそうですが「適度に」が大切です。せっかく運動習慣がついても、元の生活に戻らないように注意が必要。ストレスをうまくかわしていくことが大切ですが、運動自体がストレス解消になればそれに越したことはないでしょう。

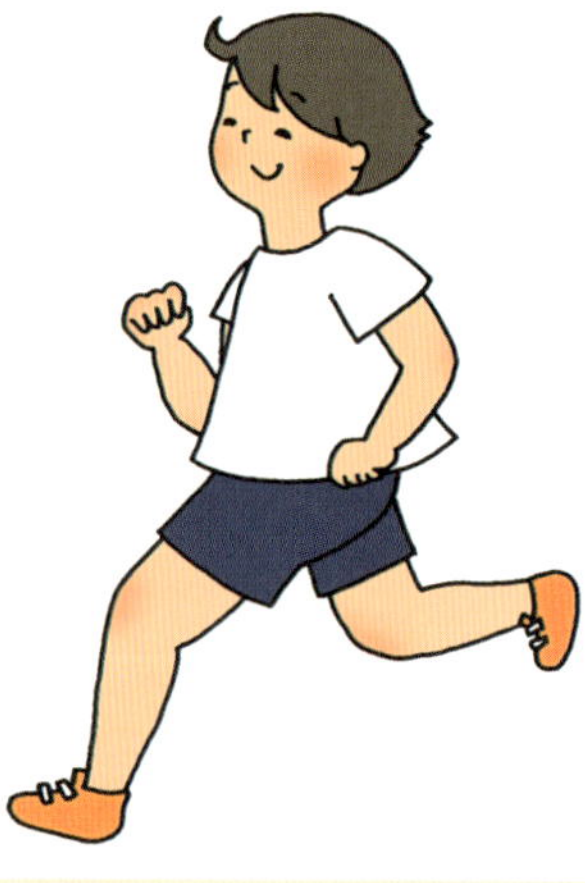

第4章

コレステロールと中性脂肪を下げる！「生活習慣」の法則

コレステロールと中性脂肪を下げるための正しい食事の仕方や運動は、長く継続することがなによりも大事です。それは普段の生活習慣にも大きく関わってきます。ここからは、健康になる生活習慣を紹介していきます。

法則
23

生活習慣

自分の体重を意識してみよう

●少しずつであっても必ず成果が出てくる体重計

肥満の人にとって、体重計に乗ることは億劫《おっくう》かもしれません。しかし、体重計に乗ることはモチベーションの維持になるのです。

毎日、決まった時間に体重計に乗る。これを日課とすると、より明確に自分が健康になっていくことがわかります。もちろん、体重というのはいきなり落としてしまっては必ずリバウンドがきますから、しっかりとペースを守った食生活と運動を行ってください。体重計はデジタル式のものがおすすめ。１００グラム単位で計測してくれるため、正しい食生活や定期的な運動を行うことで、成果が目にみえ、確認することができるからです。

とはいえ、１カ月に10キロも落としては必ずリバウンドがきます。そこで、１カ月に１~２キロずつ、あるいは現在の体重より５％ダウンを目標にすれば、健康的に続けられるでしょう。

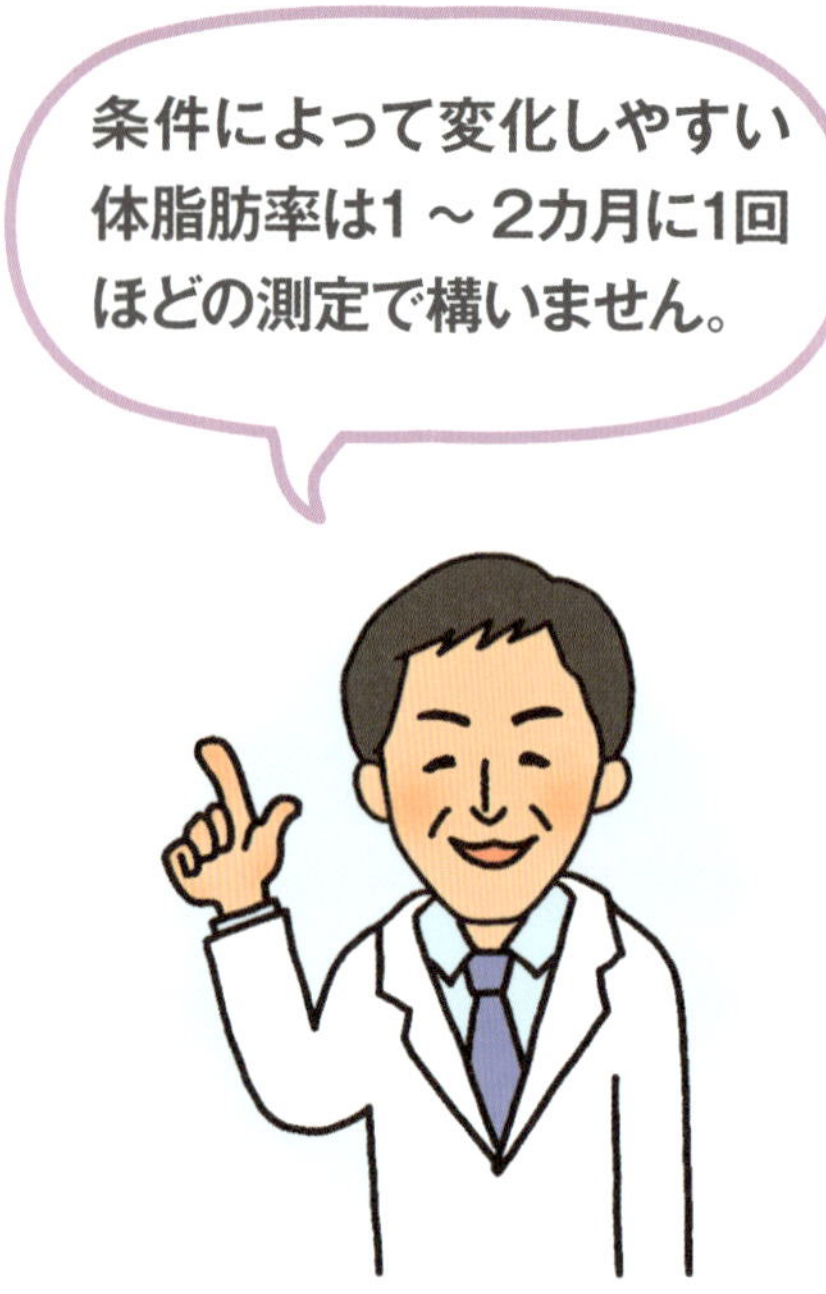
条件によって変化しやすい
体脂肪率は1～2カ月に1回
ほどの測定で構いません。

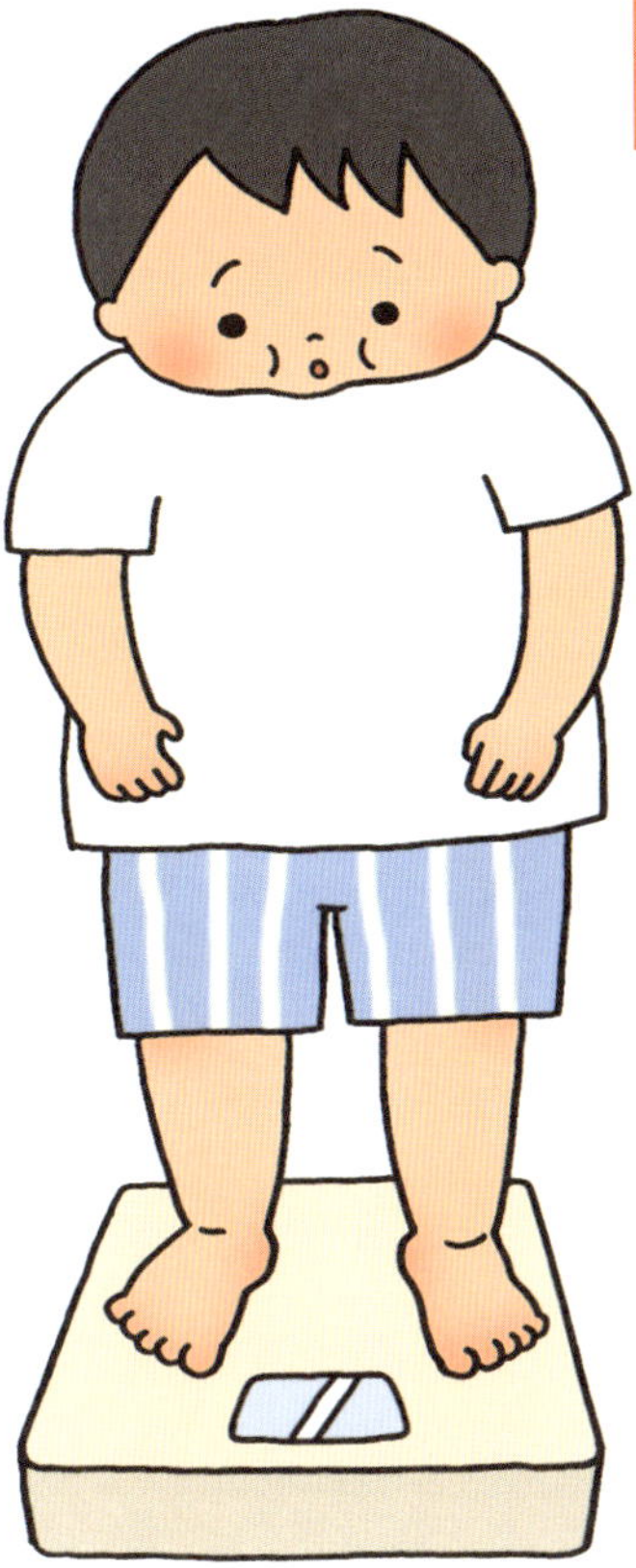

一日1回、体重計に乗る

→同条件、同時間帯ならOK！

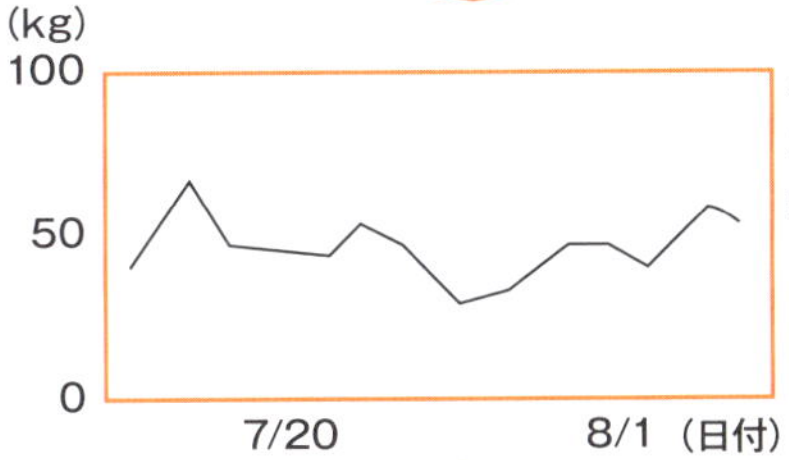

グラフ化すると増減が明確になる

減量へのモチベーションが続く！

体重計はデジタル式がベター

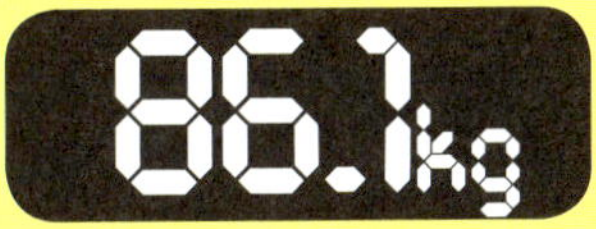

100グラムの差は意外に大きいもの。正確な体重を量るためにもデジタル式がおすすめ。

目標を決めよう！

step1	昨日の体重よりも増やさない
step2	1カ月で現在の体重の5%減量する

↓

無理をせず継続することが大事！

法則
24

生活習慣

食事日記をつけてみよう

自分の食生活の傾向や、意外とたくさん食べているということに気づきます。食事日記は自分の意識改革の第一歩なのです。

●書くことで食生活がみえ、自分と正直に向き合える

コレステロール値と中性脂肪値の高い人や、肥満の人が食生活の改善を始めても、最初はそう簡単にできるはずがありません。「今日は特別」「自分へのご褒美だから」などと自分を納得させて大好きな食べ物などに手を出してしまうからです。そして主治医の定期健診では「付き合いだから仕方なく」などと言い訳をするのです。また、本当は食べたのに食べた場合を忘れてしまっている場合もあるでしょう。

そのようなことが今後起きないようにするためにも、「食事日記」をつけることをおすすめします。

具体的に、いつ・どこで・なにを食べたのかなどの項目を作り、正直に書いてください。そうすることで、

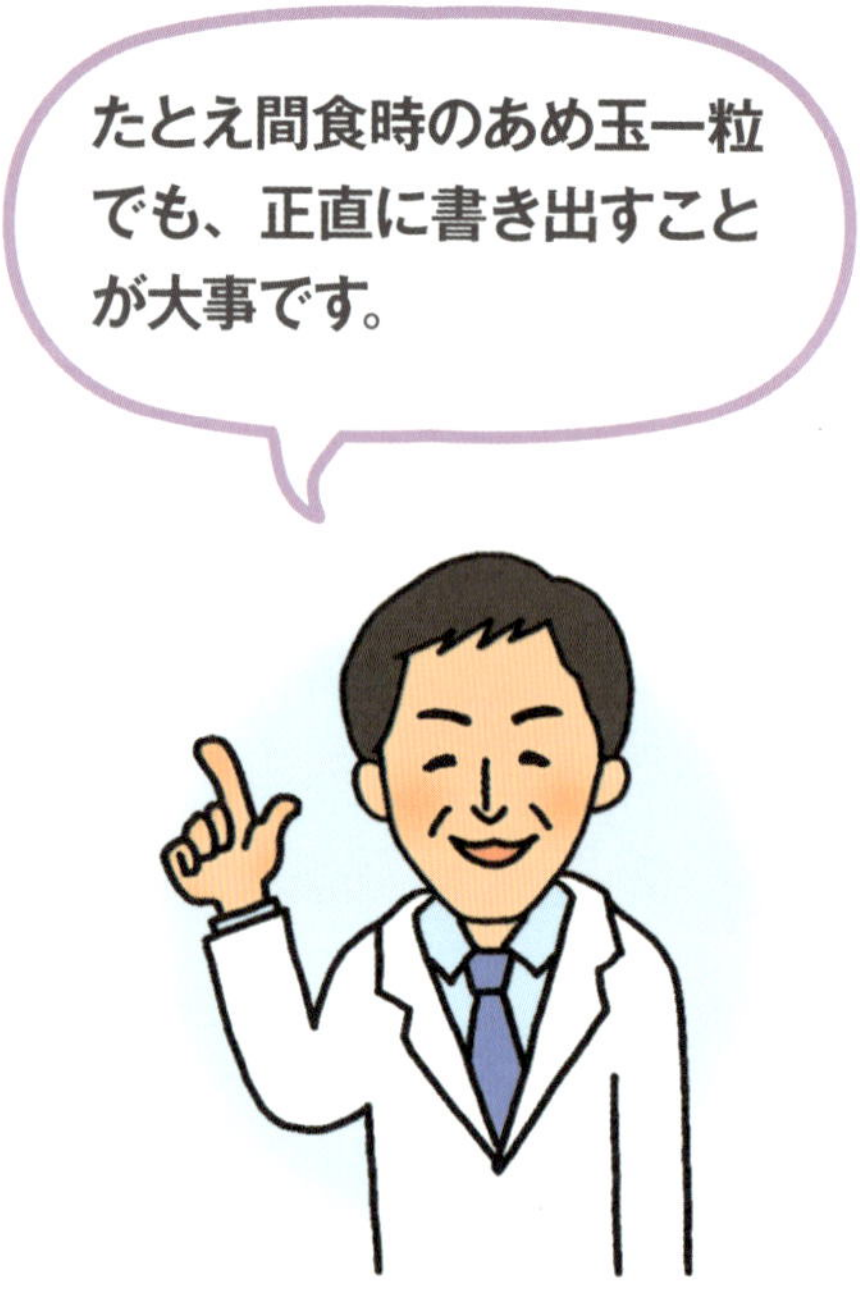
たとえ間食時のあめ玉一粒でも、正直に書き出すことが大事です。

食事日記とは？

「食べてないのに太るんです」

「太る体質だから仕方がない」

「付き合いが多くて……」

自分が忘れているだけでどこかで必ず食べている

その原因を探すためのツールが「食事日記」

ある一日の食事記録

時間	なにを食べたか	場所	どんなふうに食べたか	空腹感
7:00	ジャムパン、メロン、コーラ	リビング	新聞を読みながら	あり
12:20	天ぷらそば	駅中のそば屋	ひとりで黙々と	あり
15:30	チョコレート	会社のデスク	仕事をしながら	なし
20:00	牛丼	チェーン店	仕事仲間と話しながら	なし
23:30	缶ビール１本、ギョウザ	リビング	ニュースをみながら	あり

法則25

生活習慣

タバコは百害あって一利なし

●タバコに含まれる物質はすべて〝悪〟である

現代では禁煙をする人が増え、タバコを吸わない人の方が多いですが、それでもタバコなしでは生きていけないという人もいるはず。少しでもストレスがたまると耐えられず喫煙してしまったり、食後の一服が習慣になっていたりすると、なかなかやめられないものです。

タバコは動脈硬化の危険因子のひとつといわれ、肺がんや咽頭《いんとう》がんなどにもかかる可能性が高くなります。とはいえ、これではいまいちピンとこないという人がほとんどでしょう。

タバコに含まれるニコチンは、LDL（悪玉）コレステロールの酸化を促し、「真の悪玉」に変えてしまいます。同じくタバコに含まれるタールは、発がん性物質が40種類以上もあり、血流を通して全身に行きわたるなど、とても恐ろしいものなのです。

禁煙は専門機関に相談することから始めましょう。

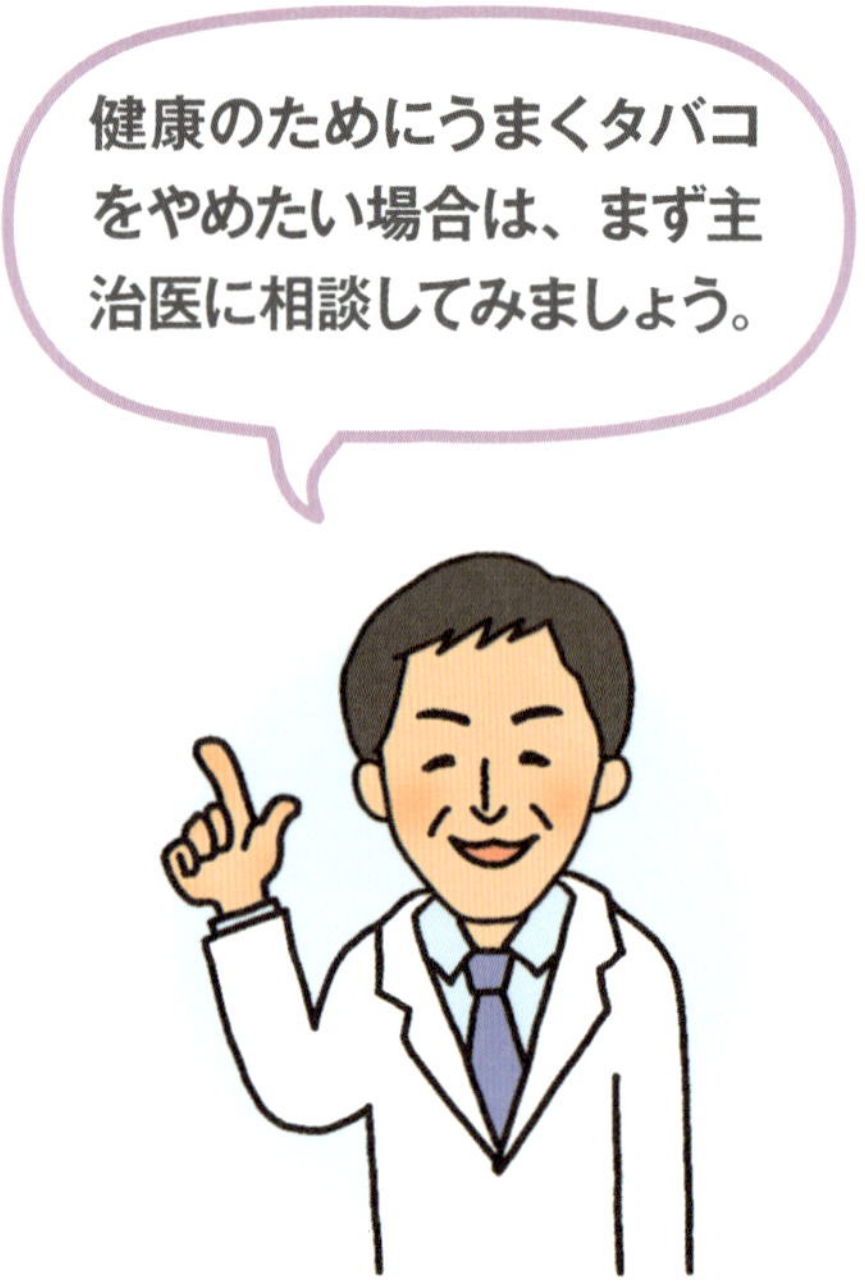
健康のためにうまくタバコをやめたい場合は、まず主治医に相談してみましょう。

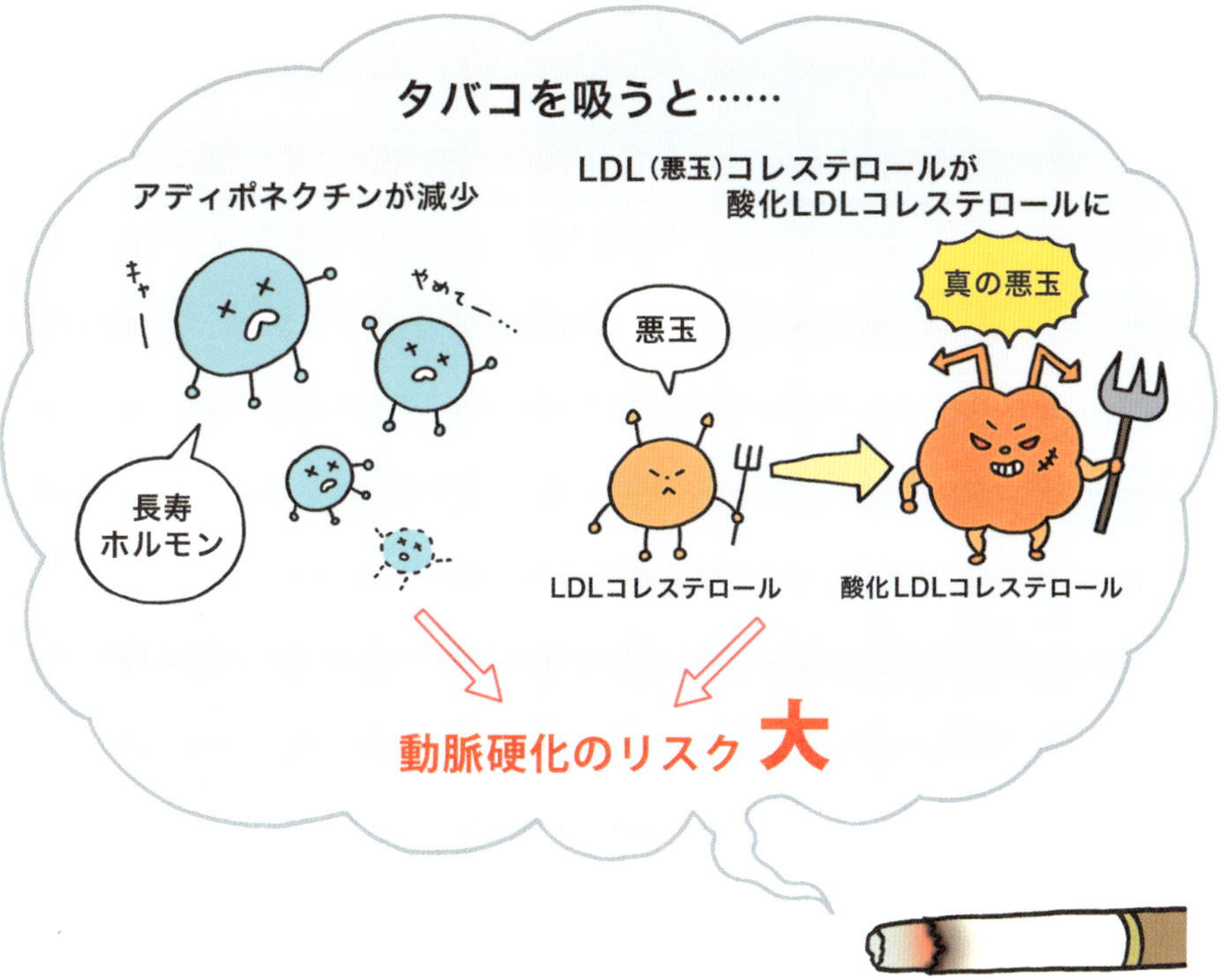
タバコを吸うと……
アディポネクチンが減少
キャー
やめてー…
長寿
ホルモン
LDL（悪玉）コレステロールが
酸化LDLコレステロールに
悪玉
真の悪玉
LDLコレステロール
酸化LDLコレステロール
動脈硬化のリスク大

タバコをやめるにはどうする?

禁煙がストレスになり、
また吸い始めたら
意味がない！

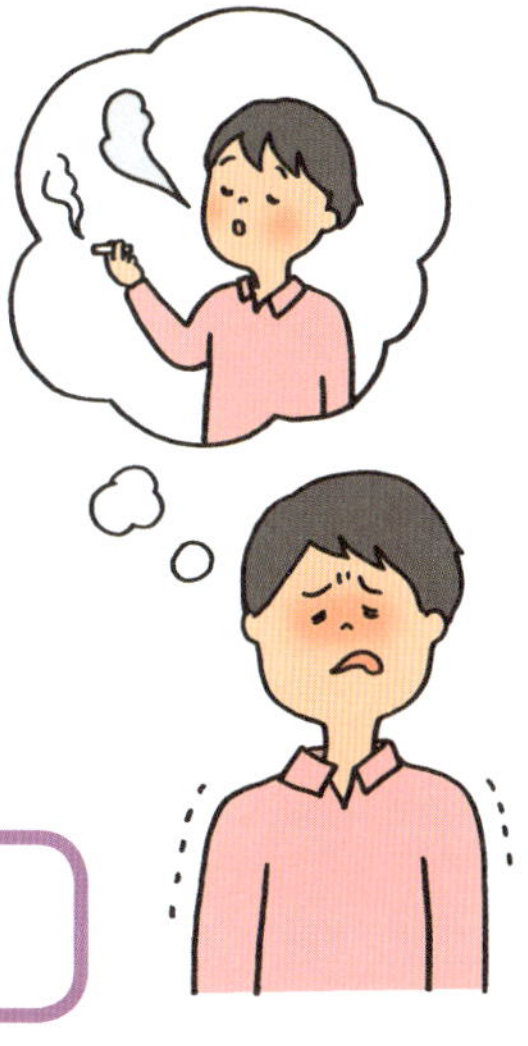

医療機関での禁煙治療がおすすめ

法則
26

生活習慣

ストレスと上手に付き合う

●心を落ち着けることに意識を変革する

ストレスを感じない人などいません。例えば、仕事でたまったストレスを解消するために、思わずおいしいものや甘いものを食べすぎてしまったという経験がある人もいるのではないでしょうか。

人間がストレスを感じたとき、おでこのあたりにある、脳の前頭前野というところからセロトニンが分泌されます。これにはこころを落ち着けてくれる作用があるのですが、ストレスを感じて甘いものなどに手を出してしまうのは、糖分を吸収することでセロトニンが分泌されるから。このことがわかっていれば、糖分をとらずに済む方法を考えればいいのです。

例えば、セロトニンは深呼吸をすることでも分泌されます。そのほか、静かな場所に移動してアロマを焚《た》いたり、泣ける映画やお笑い番組をみたりするのも効果的でしょう。

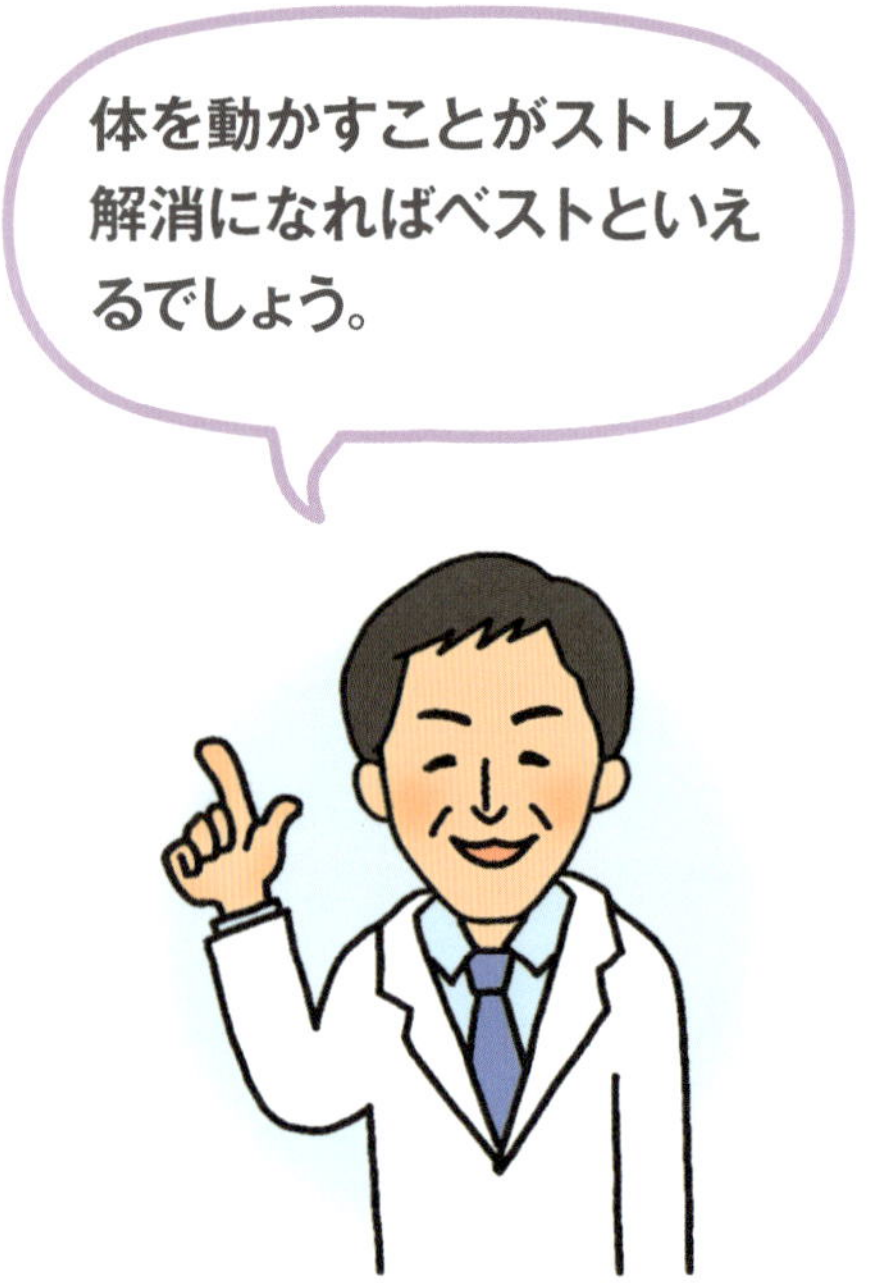
体を動かすことがストレス解消になればベストといえるでしょう。

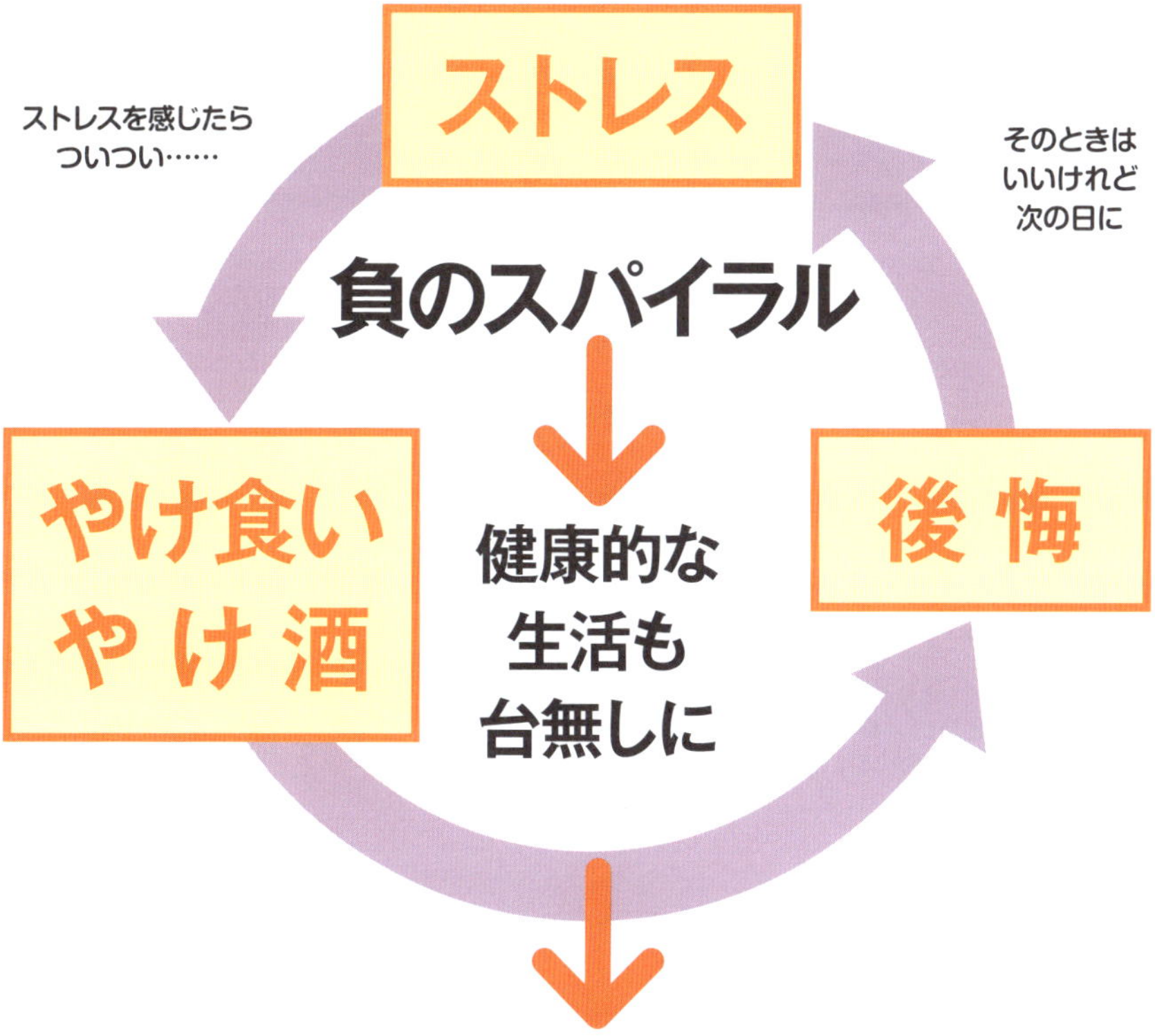
ストレス
ストレスを感じたら
ついつい……
そのときは
いいけれど
次の日に
負のスパイラル
やけ食い
やけ酒
健康的な
生活も
台無しに
後悔

ストレスを感じたら試してみよう！

泣ける映画をみて
大いに泣く！

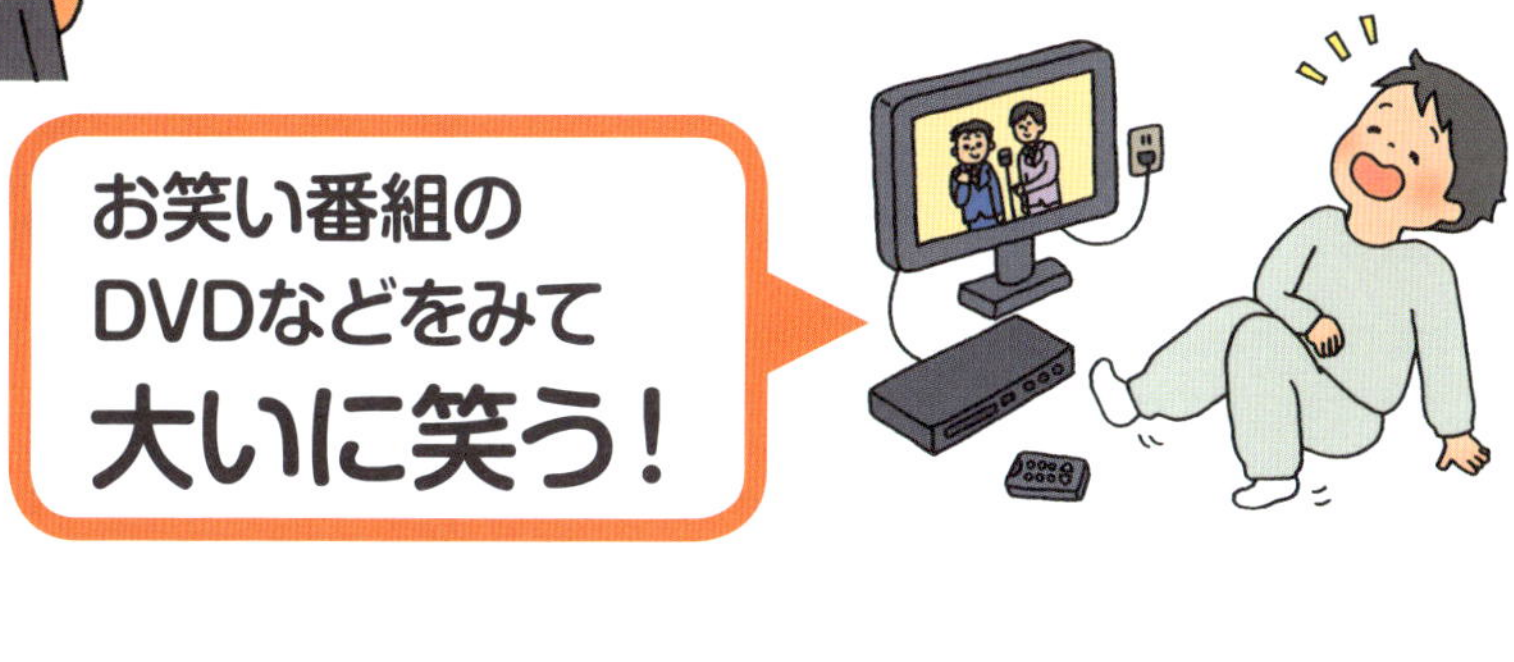
お笑い番組の
DVDなどをみて
大いに笑う！

法則
27

生活習慣

入浴は最高のリラックスタイム

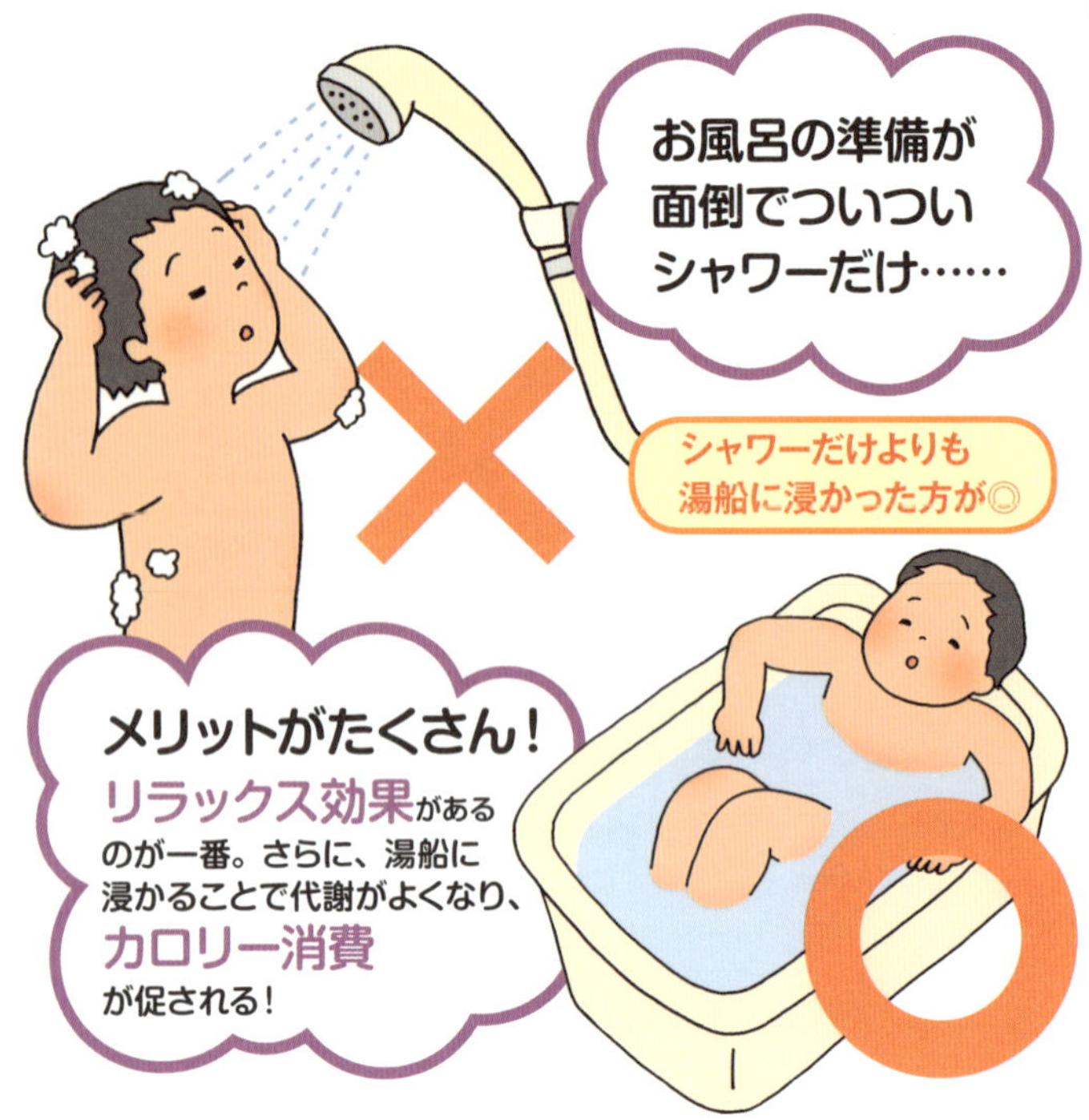

お風呂の準備が
面倒でついつい
シャワーだけ……
シャワーだけよりも
湯船に浸かった方が◎
メリットがたくさん！
リラックス効果がある
のが一番。さらに、湯船に
浸かることで代謝がよくなり、
カロリー消費
が促される！

●メリットが多数の最高のリラクゼーション

入浴には、人間が一日活動してたまった疲労やストレスを癒やしてくれる効果があります。しかし、ストレス社会である現代では、時間に追われ、忙しさを理由についついシャワーだけで済ませてしまう人も多いのではないでしょうか。しかし、これでは疲れが十分にとれずに次の日に引きずってしまいます。

湯船に浸《つ》かることにはリラクゼーション効果が期待できるだけでなく、血管が広がって血液の循環がスムーズになり代謝もアップします。コレステロールや中性脂肪そのものが下がるわけではありませんが、代謝が上がれば汗をかきやすくなり、肥満解消や予防にも一役買ってくれます。

いつもの入浴にひと工夫！

筋トレタイムにしてみる

1. 手で床を押して上半身を安定させる
2. 足を上下にバタバタさせる

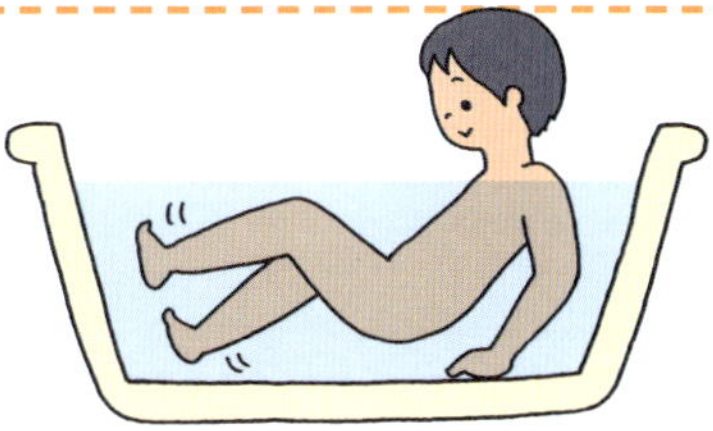

たったこれだけでも立派なトレーニングになり、達成感もある！

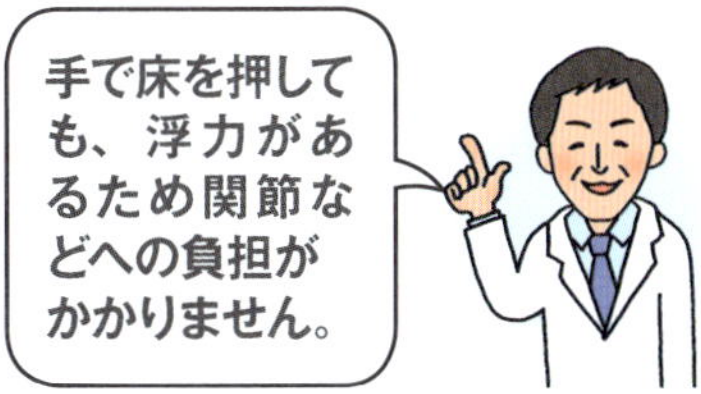
手で床を押しても、浮力があるため関節などへの負担がかかりません。

注意 あまりお湯の温度が高いと体への負担になるため、38〜40℃くらいを目安にする。入浴時間は長くても15分くらいにし、水分もしっかり補給すること。

湯船に浸かることのメリットはこれだけにとどまりません。人間の自律神経は、夕方から夜にかけて気持ちを落ち着かせる副交感神経が優位になります。つまり湯船に入ることで、副交感神経との相乗効果も得られるわけです。当然、ストレスも和らぎ、ぐっすりと眠ることもできるでしょう。

さらに、入浴中に軽く体を動かすこともおすすめ。湯船に浸かってトレーニングすれば、浮力があるため体に大きな負担がかかりません。上図を参考に、ぜひ日常生活にとり入れてみてください。

一方、入浴時の注意点もいくつかあります。まず、お湯の温度は38〜40℃を目安にすること。あまり温度を上げすぎると体に負担がかかってしまうからです。入浴時間も5〜15分程度で十分。また、入浴施設などでサウナを利用する人もいるかもしれませんが、脂質異常症で動脈硬化が進んでいる可能性のある場合は医師と相談しましょう。サウナで一気に汗をかくことで体の老廃物は排出されますが、体の水分も失われ、血液の濃度が濃くなるからです。

法則
28

生活習慣

睡眠は時間より質が大事

一般的に知られている睡眠

- ☑ 就寝2～3時間前はなにも食べない
- ☑ 就寝の直前にアルコールは飲まない
- ☑ 睡眠時間は7時間

Check

もし守っていないと……

内臓脂肪がたまりやすくなる

動脈硬化になる

●心身共に適度な疲れで良質な睡眠がとれる

睡眠は体の疲れをとってくれる大切なものです。しかし、生活習慣が乱れているとかえってよくないことも起きます。

睡眠中は食べ物から作られる脂肪の合成が活発になるため、もし就寝前に何かガツガツ食べてしまうと、内臓脂肪がどんどんたまってしまいます。寝る直前に食べてはいけないのはこのためなのです。また、眠る前にお酒を飲むと、アルコールの脱水作用が働いてしまうため、体内にある水分が少なくなってしまいます。そうなると、血液の流れが悪くなり、血管が詰まってしまう可能性も。睡眠中に脂肪が余計に蓄積され、動脈硬化が進むようなことはだれが考えてもいいはずが

「質の高い睡眠」とは？

Check

ポイント

- ☑ 頭と体の両方に適度な疲れが必要
- ☑ 就寝の1〜2時間前に38〜40℃の湯船に浸かる
- ☑ 静かな空間で寝る。就寝前にテレビをみたり、PCやスマートフォンをいじらない

一日の睡眠時間が7時間未満でも質が高ければ気持ちよく眠ることができる！

ありません。

睡眠について一般的によいといわれるのは、眠る3時間前までにはご飯を食べ終わっていること。睡眠時間は7〜8時間とるのが望ましいといわれます。

ちなみに、肥満の人で睡眠中に多く見受けられるのが「睡眠時無呼吸症候群」です。これは眠っている間に呼吸が止まるのを繰り返すたいへん危険な病気。当然、何時間寝ても睡眠の質は悪くなります。

本当に質の高い睡眠は、頭だけでなく、体も適度に疲れていることでとることができます。例えば、デスクワーク中心の社会人ならば、仕事帰りにジムでトレーニングをしたり、プールで泳いだりして体を動かすといいでしょう。とはいえ、なかなかそうした時間が確保できない人は、98〜99ページでも紹介したように、入浴中に軽いトレーニングを行うのも有効です。なお、入浴は就寝の1〜2時間前が望ましいとされています。また、就寝前にスマートフォンやテレビなどをみると、脳に刺激が与えられてしまいよくないため、極力控えるようにしましょう。

生活習慣

法則
29

部屋の掃除は一石二鳥！

また、掃除をすることは気分にも影響を与えます。どこかをキレイにすればこころも美しくなり、ほかのところも掃除したくなるでしょう。

●運動が面倒な人は部屋の掃除から始める

やせている人に比べ、太っている人は動き続けるということに苦手意識を持っています。気持ちはわかりますが、肥満を解消し、コレステロール・中性脂肪を下げるには、食事だけでなく体を動かすことが大事であることはこれまでにお伝えしたとおりです。

それでも運動ができない、歩くのも面倒に感じるという人は、部屋の掃除をしてみるのはいかがでしょうか。掃除はだれにでもできることであり、毎日しなければいけないこと。窓拭き、床の掃除、風呂場の清掃、部屋の片づけなど、どれかひとつでもあなたにできることはあるはず。掃除は立派な運動ですので、どれかひとつからでも始めてみてください。

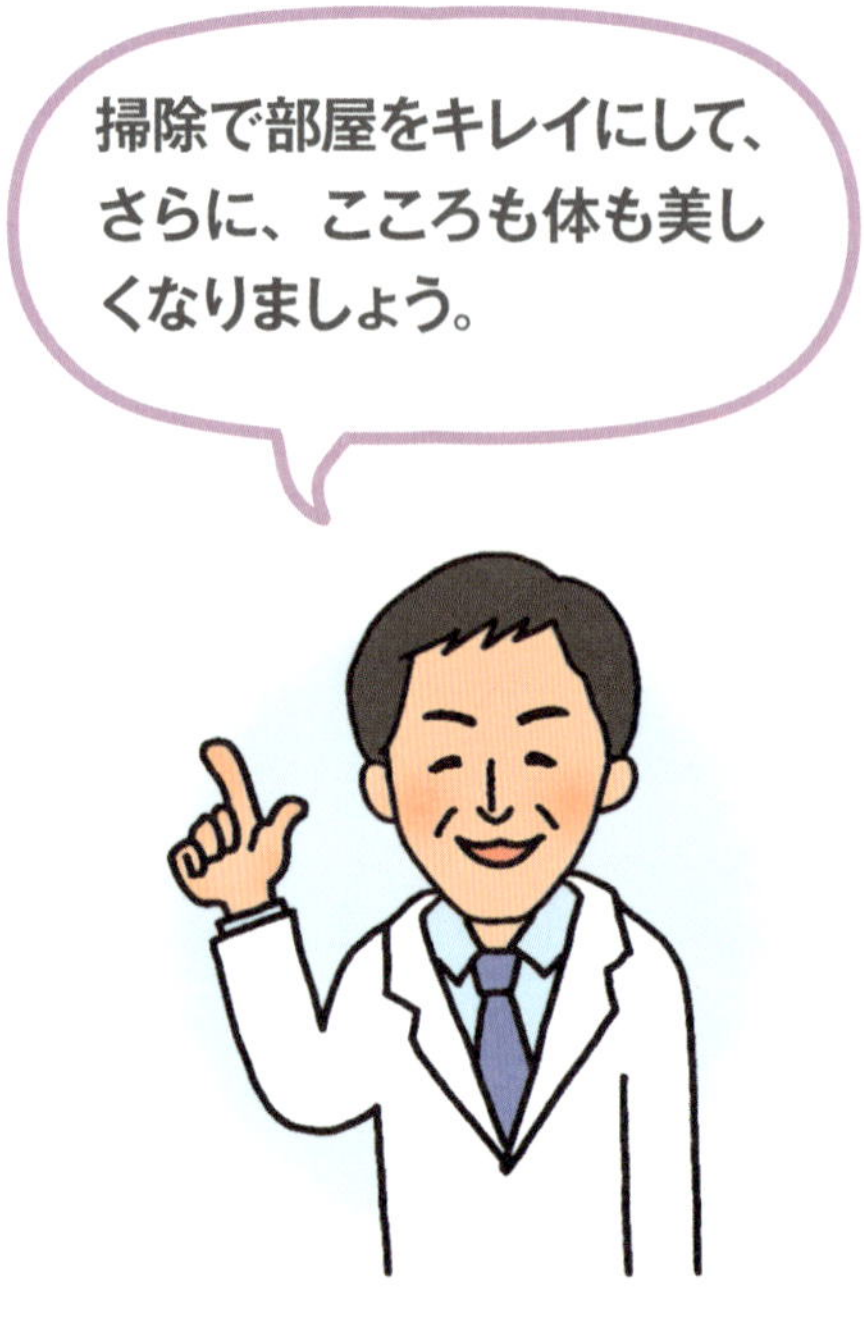

掃除で部屋をキレイにして、さらに、こころも体も美しくなりましょう。

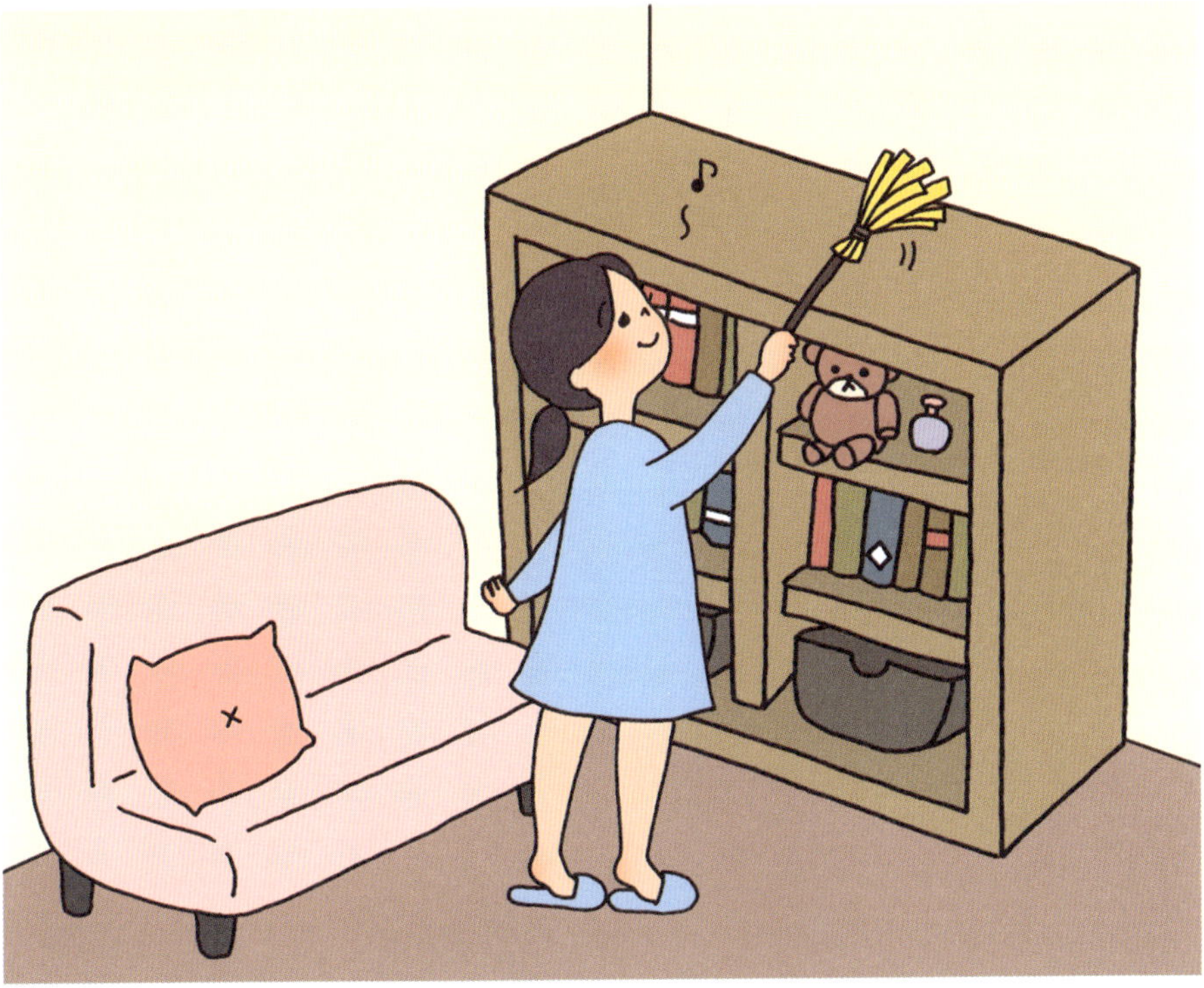

活動量アップ！

＋

部屋がキレイに

法則
30

生活習慣

日常にプラスαの動きをとり入れる

少し視点を変えれば運動量は格段に増える！

第3章のエクササイズで、「ウォーキング」を紹介しましたが、日ごろの行動パターンで「歩く」行為に変化を加えると、いい運動になります。

いまではほとんどの施設にあるエレベーターやエスカレーター。これらは人が目的の場所まで行くのをサポートしてくれます。しかし、この時間がもったいない。できれば、階段を使って自らの足で歩くことがおすすめ。その際、意識的に足を高く上げることもできますし、適度な運動にもなります。

朝の出勤で、自宅から最寄りの駅までバスや自転車を利用している場合は、それらを使わず歩いてみるのもたいへん効果があります。また、自宅の最寄り駅から乗るのではなく、ひとつ先の駅まで歩くだけでも一日に必要な歩数を稼げるでしょう。

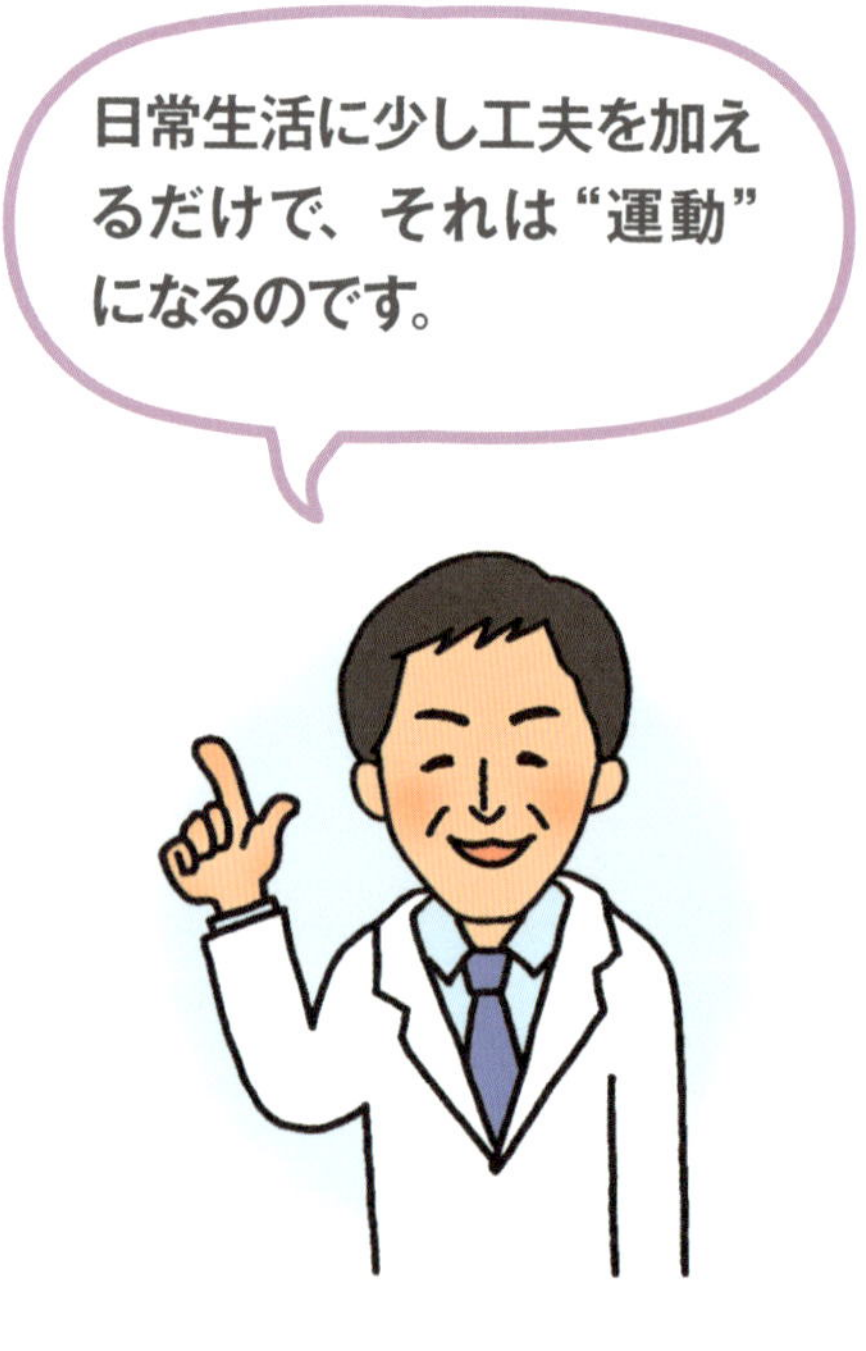
日常生活に少し工夫を加えるだけで、それは“運動”になるのです。

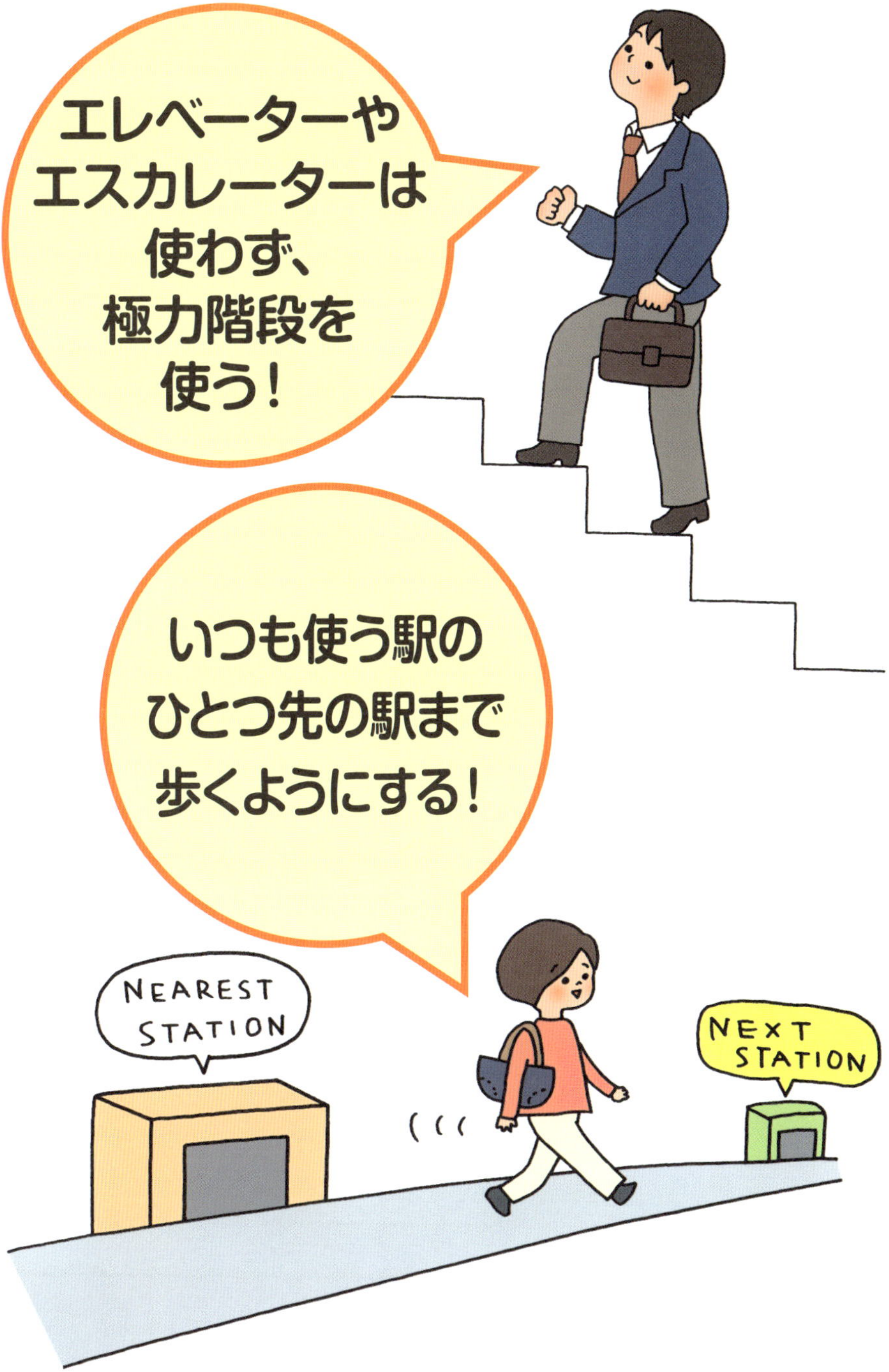
エレベーターや
エスカレーターは
使わず、
極力階段を
使う！
いつも使う駅の
ひとつ先の駅まで
歩くようにする！
NEAREST
STATION
NEXT
STATION

気になる！

コレステロール・中性脂肪Q&A

Q1 自覚症状がないのですが、なにを参考にすればいいのですか？

A コレステロールや中性脂肪の値が高くても、初めは自覚症状がありません。動脈硬化が進行し、脳梗塞や心筋梗塞を発症して初めて自覚症状が出るのです。コレステロール値や中性脂肪値は、いわば病気になる前の警告です。この時期にしっかり自己管理をしないと、症状が出てからでは手遅れになります。もし、自分の親や兄弟など家族のなかに脳梗塞や心筋梗塞になった人がいる場合は要注意です。あなたも同じ病気にかかる体質である可能性があります。また、糖尿病や高血圧などほかの病気を持っている人や、タバコを吸う人は、動脈硬化が進みやすいので、コレステロールや中性脂肪を下げるように生活習慣を見直す必要があります。もし不安な場合は、病院などで検査を受けてみましょう。

Q2 お風呂に入るときは、かつてブームになった半身浴でもいいのでしょうか？

A 大丈夫です。ただし、半身浴はそれなりに時間のゆとりがある人ができるものですから、普段から仕事などであまり自分の時間が持てない人はなかなか半身浴を行えないのが現状でしょう。

Q3 心筋梗塞や脳梗塞が発症しやすい季節はありますか?

A 一般的に発症しやすい季節は冬といわれています。気温が低くなると、体内では体温が下がらないように血管が収縮し始めます。すると、もし動脈硬化が進行している状態にある人の場合、ますます血行が悪化してしまいます。そのため、脳梗塞や心筋梗塞が発症するリスクが増大します。ですから、寒い季節は上着やマフラーなどで十分な防寒対策をしましょう。その一方で、真夏は暑いので、脱水に注意が必要です。脱水状態になると血液がネバネバになり、動脈硬化が進行している血管が詰まりやすくなってしまいます。予防のために、こまめに水分を補給するようにしましょう。

Q4 運動はどの時間帯に行えばいいのですか?

A 自分の生活リズムに合わせて行ってください。人によって住む環境や立場が違いますので、体を動かせる時間帯に少しだけでもエクササイズすることに意味があるのです。継続して運動するのとしないのとでは驚くほど変わってくるのです。ただし、高齢者は若い世代と比べて圧倒的に体を動かす機会が少なく、すでに動脈硬化が進行している可能性があります。早朝、空腹時に散歩に行くのは危険です。バナナを1本食べてから行うといいでしょう。

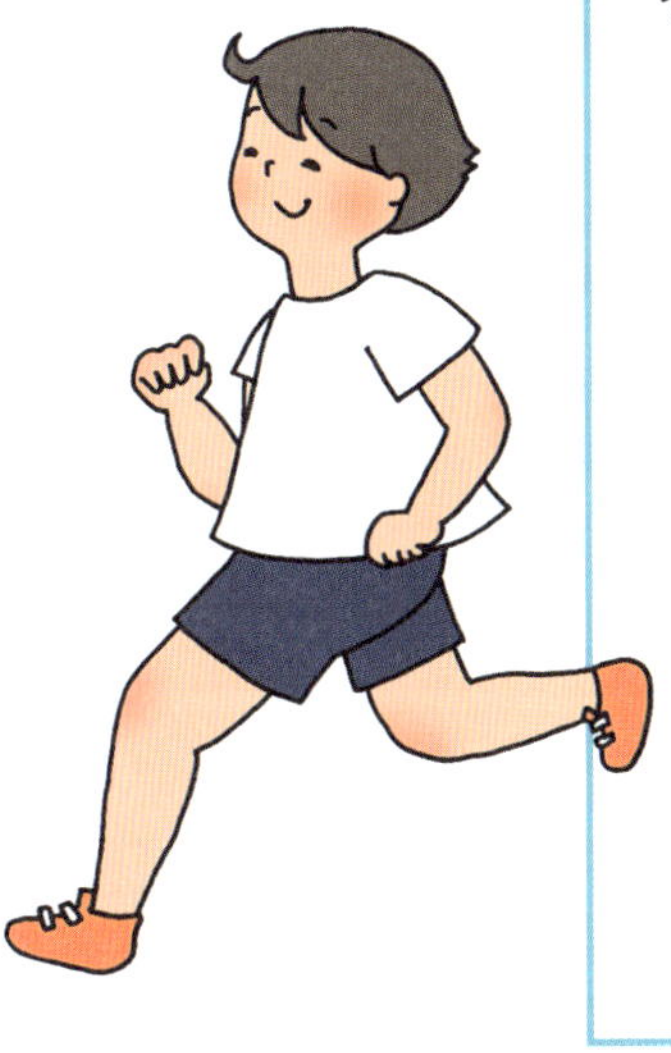

Q5 いざ生活習慣を改善し始めて、どのくらいで変化が出てきますか？

A 食べ物との付き合い方や食習慣を改善し始めれば、早ければ1～2カ月でコレステロール値や中性脂肪値に変化が出てきます。しかし、そこで「もう大丈夫」と安心してはいけません。短期間で変化がみられるということは、年に一度受ける健康診断の結果がよくても、あくまでそのときの結果に過ぎず、油断をすればすぐに元に戻るからです。それほど変動しやすいものだということを覚えておいてください。

Q6 巷《ちまた》で話題となっているトクホや機能性表示食品は本当に効果があるのでしょうか？

A 「トクホ（特定保健用食品）」は実験を繰り返して、効果がみられた商品です。ただし、これは一部の人に効果がみられたということであり、すべての人に有効であるということを意味しているのではありません。これに対し、「機能性表示食品」は、トクホのような実験すら行わず、科学的根拠に基づいて効果があると表示しているだけのものです。人によって体質などが異なるため、万人に効くものであるとはいえないことを知っておきましょう。

Q7 体を動かすことを一日休んでしまった場合、その分をとり戻すにはどのくらいの時間が必要になりますか？

A また翌日、体を動かせば大丈夫です。生活習慣を改善していけばコレステロールや中性脂肪はどんどん下がってきます。ただし、何日も休んでいては意味がありませんので、継続して運動するということを怠らないように意識してください。

Q8 水は一日にどのくらい飲めばいいのですか？

A 1・5リットルを目安に飲んでください。「そんなに水を飲んでしまっては太る」という人がいますが、そもそも水にはカロリーがないため脂肪になることはありません。60％以上が水分でできている人間の体からは、一日に汗や尿などで約2・3リットルの水分が排出されます。健康な人であれば、食事などで得られる水分の量は0・6リットル、食べ物から体内にエネルギーとして得られる際に0・2リットル蓄えられます。ですので、水は一日1・5リットルは飲むようにすべきです。

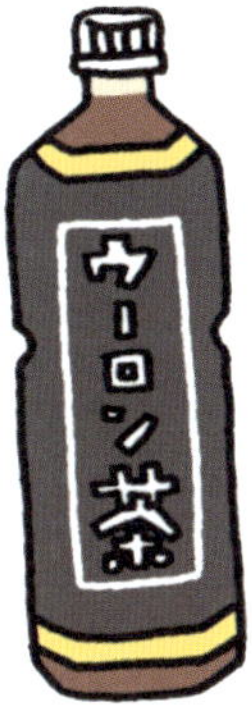

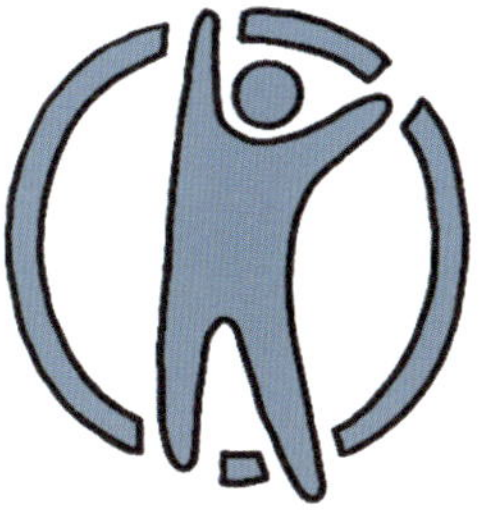

おわりに

私は、糖尿病をはじめとする生活習慣病の専門医です。自分が明らかに不健康そうな顔や体型をしていると患者さんに不安を与えてしまうので、私自身も健康には気をつけています。

例えば、食事では納豆やツナをよく食べるようにしています。納豆はいわずと知れた大豆製品で、栄養が豊富なうえに血中コレステロールを下げる作用があります。ツナも魚由来の栄養が豊富なうえ、どんな主食やおかずにも合わせられるよさがあります。

また運動面では、週に2回はプールへ行き、1キロほど泳いでいます。朝から夜まで診療室でたくさんの患者さんをみていますが、基本的には座りっぱなしなので、肉体的に疲れているわけではありません。しかし精神的には疲れているので、ストレス解消とウエイトコントロールのために泳いでいるのです。

こうした習慣は、続けることで身につけることができます。最初は大変と思うかもしれませんが、「やらないと落ち着かない、ムズムズする」という段階まで続けられればしめたもの。あとは自然と継続することができるでしょう。

巻頭でも述べましたが、真面目に継続することができる人は、必ず数値が改善します。私のクリニックに通う患者さんでも、真面目にとり組んでいる人は短期間で数値が改善しています。コレステロール値や中性脂肪値というのは、体重のように毎日チェックできるものではないので、ときにはこころが折れてしまうことがあるかもしれません。しかし、規則正しい健康的な生活を続けていれば、数値が改善することはあっても悪くなることはないはずです。たとえ前がみえない状態でも、先にゴールがあるのがわかっているのなら、一歩でもいいから前に進んでいくことが大切だと思います。

本書に書いてあることをすべて実行に移さなくても構わないのです。読んだ内容が少しでも体質改善のヒントになり、生活の質の向上の一助になることを願っております。

自力でコレステロールと中性脂肪を下げる30の法則

2016年9月8日　第1刷発行
2020年9月18日　第3刷発行

著　者　岡部 正
発行人　蓮見清一
発行所　株式会社宝島社
〒102-8388
東京都千代田区一番町25番地
☎03-3234-4621（営業）
☎03-3239-0928（編集）
https://tkj.jp
振替　00170-1-170829　㈱宝島社
印刷・製本　日経印刷株式会社

Printed in Japan
ISBN 978-4-8002-6027-7

【STAFF】
カバーデザイン
鈴木貴之（RCE）
本文デザイン
藤岡直人（有限会社エム・サンロード）
マンガ・イラスト
MARI MARI MARCH
撮影
伊藤博幸（P10～13、76～87）
モデル
安田香織（オスカープロモーション）
ヘアメイク
宮内 潤
料理協力
中里優子
構成
常井宏平
編集
中村直子（宝島社）
宮本香菜（宝島社）
浅郷浩子
オフィス三銃士

【写真提供】
Antony McAulay / Shutterstock.com

※本書は、2015年9月に小社より刊行したTJ MOOK『コレステロールと中性脂肪を自力で下げる本』を改訂、改題したものです